Descobrindo o prazer além da comida

Geneen Roth

Descobrindo o prazer além da comida

Tradução
Tatiana Leão

lua de papel

Publicado de acordo com Lennart Same Agency AB.

Título original: *When Food is Love*

Diretor editorial: Pascoal Soto
Editor: Pedro Almeida
Produtora editorial: Renata Alves
Preparação: Margô Negro
Revisão: Beatriz de Freitas Moreira
Diagramação e capa: S4 Editorial
Imagem de capa: © Susan Fox/Trevillion Images
Tradução: Tatiana Leão

DADOS INTERNACIONAIS DE CATALOGAÇÃO NA PUBLICAÇÃO (CIP)
(Câmara Brasileira do Livro, SP, Brasil)

Geneen, Roth
Descobrindo o prazer além da comida/Geneen Roth. – São Paulo: Lua de Papel, 2012.

Título original: *When Food is Love.*
ISBN 978-85-8178-007-8

1. Autoajuda 2. Hábitos alimentares 3. Síndrome do apetite. 4. Dieta. I. Título.

11-0111 CDD-613.25

ÍNDICE PARA CATÁLOGO SISTEMÁTICO
1. Autoajuda : Hábitos alimentares : Dieta 613.25

2012
Texto Editores Ltda.
[Uma editora do grupo LeYa]
Rua Desembargador Paulo Passaláqua, 86
01248-010 – Pacaembu – São Paulo – SP
www.leya.com

Para Matt,
por cantar para mim
sobre os "ossos da sorte"
no meio da noite
e mais

Sumário

Agradecimentos

Sou grata por ter amigos dispostos a dedicar seu tempo para compreender, questionar e aprofundar a minha escrita. Meus agradecimentos a Sara Friedlander, por acolher cada capítulo que terminei e me manter na realidade, pela sua excelente, perspicaz e desafiante leitura do manuscrito; a Laura Davis, por oferecer seu brilho e copidesque impecável e pela perspectiva de metade de uma vida de amizade; a Jace Shinderman, por oferecer a perspectiva de um romancista e por uma carta que será sempre meu tesouro; a Eddie Lewis, por me questionar e me incentivar a reescrever mais do que alguns poucos capítulos; a Cliff Friedlander, por apoiar o que eu esperava ser verdade; a Katy Hutchins, pelo enorme prazer em escrevermos juntas e por visualizar minha alma de escritora; a Natalie Goldberg.

Também gostaria de agradecer a:

Maggie Phillips, por me ensinar sobre o conteúdo do livro ao me incentivar a dizer o indizível e ser o modelo de um amor que perdura; Sil Reynolds, por sua dedicação como assistente de seminários, assistente de ensino e irmã; Ruth Wiggs, minha mãe, por me ensinar sobre coragem, bravura e cura, e por voar para a Califórnia para ler o livro comigo; Karen Russell, por compartilhar suas alegrias e tristezas e pelo exemplo que dá através de uma vida vivida com paixão e generosidade; Maureen Nemeth, por gerenciar com eficiência o escritório da Breaking Free e pela liberdade que isso me proporciona; Nancy Wechsler, por seus conselhos sábios e tranquilizadores; Michaela Hamilton, Elaine Koster, Alexia Dorszynski e equipe de vendas da Dutton, por sua confiança em mim e seu compromisso com meu trabalho; Angela Miller, por sua perseverança, apesar e devido a tudo o que superamos juntas; mulher no seminário de Omega em 1988, por sugerir o título deste livro; aos participantes dos meus seminários, por me emocionarem e me inspirarem com seu desejo e amor; Jack Kornfield, Joseph Goldstein, Stephen Levine e Emmanuel, por me abençoarem com ensinamentos que me emocionam e fazem lembrar onde é o meu lar.

E, finalmente, agradeço a Peg Parkinson, primeira editora, amiga e mentora, que partiu deste mundo sem tempo de ver esta publicação pronta. Seu espírito está presente em todo o livro.

Fragmento final

E, mesmo assim, você
conseguiu o que queria da vida?
Sim.
E o que você queria?
Considerar-me amado,
sentir-me amado pelo mundo.

Raymond Carver

Apresentação

Eu comecei a fazer dieta aos 11 anos e passei os 17 anos seguintes pensando, na maior parte do tempo, no que queria comer que não deveria e no que deveria comer, mas não queria. Comecei a viver num mundo em que havia apenas dois jogadores: a comida e eu. Minha capacidade de ser afetada por outras pessoas diminuiu muito. Quando eu tinha 28 anos, nada era mais importante do que ser magra.

Após a publicação de *Liberte-se da fome emocional* e *Feeding the hungry heart* [Alimentando o coração faminto – ainda sem tradução no Brasil], depois que atingi meu peso natural e o mantive, descobri que não desejava ser magra, mas sim o processo de perder peso.

Enquanto minha atenção se concentrava no que eu comia, em qual tamanho de roupa usava, em quanta celulite havia na parte de trás das minhas pernas e em como a minha vida seria quando eu finalmente perdesse peso, ninguém conseguia me magoar profundamente. Minha obsessão com o peso era mais dramática e certamente mais importante do que qualquer coisa que aconteceu entre mim e um amigo ou amante.

Quando me sentia rejeitada por alguém, concluía que essa pessoa rejeitava o meu corpo, não a mim, e que, quando eu estivesse magra, as coisas seriam diferentes.

Pensei que queria ser magra; descobri que queria mesmo era ser invulnerável.

Então conheci Matt, o homem com quem eu queria compartilhar minha vida. Após o êxtase inicial da paixão, me olhei no espelho e descobri que eu era como uma criança que vive em um mundo de fantasia e não sabe como brincar com crianças reais. Eu não sabia como me envolver profundamente com uma pessoa, apenas com comida.

Eu tinha amigos, bons amigos, um melhor amigo. Eu tinha namorados, estive em um relacionamento por sete anos, mas não estou falando de amigos ou amantes. Refiro-me a intimidade, entrega, confiança e a disposição para enfrentar, em vez de fugir, o pior de mim.

A maravilha da comida é que ela não vai embora, não reage, nem tem uma opinião própria. A dificuldade em lidar com pessoas é que elas fazem tudo isso. A comida foi minha amante por 17 anos e não exigiu nada de mim. Isso era exatamente o que eu queria.

Há alguns anos, a revista *Glamour* fez uma pesquisa com 33 mil mulheres chamada "Feeling fat in a thin society". Como resultado, 75% das mulheres disseram que se achavam muito gordas. Perguntaram às mulheres se o peso afetava os sentimentos delas em relação a si mesmas e 96% responderam que sim. Entre as opções de perder peso, ter um relacionamento feliz, ser bem-sucedida no trabalho ou receber notícias de um velho amigo, quase metade das mulheres disse que perder peso as tornaria mais felizes do que qualquer outra coisa.

Para os homens, o problema é o mesmo, embora com pequenas diferenças. A maioria deles se preocupa menos com o peso do que as mulheres, mas as críticas quanto ao peso e a baixa autoestima estão dolorosamente interligadas em muitos deles. Esses homens carregam um fardo diferente do das mulheres, porque raramente é aceitável que expressem ou recebam apoio quando sofrem por isso, especialmente no caso de um "problema feminino". Em homens e mulheres, o foco na comida é uma distração para problemas subjacentes de confiança e intimidade. Preferimos perder peso a ficarmos perto de outro ser humano. Preferimos cuidar de nossos corpos a amarmos e sermos amados. É mais seguro: sabemos de onde a dor vem, estamos no controle.

Durante os primeiros dois anos que passei com Matt, me vi lutando contra os mesmos comportamentos alimentares que pensei ter resolvido anos antes. Para piorar, me senti como uma criança novamente, reagindo aos antigos medos de ser abandonada, de não ser amada, de ficar louca.

Enquanto eu lutava diariamente para voltar ao momento presente e me lembrar que tinha 35 anos e não cinco, e que aquele era Matt e não meus pais, me impressionava com as semelhanças entre comer e amar.

Comer é uma metáfora para nosso modo de viver e também para a maneira como amamos. O excesso de fantasias, a criação de dramas, a necessidade de estar no controle e o desejo do proibido são comportamentos que nos impedem de encontrar alegria na comida ou em relacionamentos. Além disso, algumas das mesmas orientações que nos libertam de comportamentos compulsivos, como aprender a viver o presente, começar a valorizar a nós mesmos, prestar atenção na criança carente dentro de nós, confiar em nossos desejos físicos e emocionais e ensinar a nós mesmos a receber prazer, também nos permitem ficar íntimos de outra pessoa.

Nos últimos 12 anos, dei palestras sobre como se libertar da compulsão alimentar e, recentemente, sobre alimentação e intimidade. Trabalho com alguns milhares de pessoas a cada ano. Duas a cada quatro mulheres em minhas palestras foram abusadas sexualmente quando crianças; mais da metade dos participantes é filho de pais alcoólatras. A maioria das pessoas tem famílias problemáticas. No entanto, elas acreditam que a comida e o peso são seus maiores problemas. Também estão convencidas de que, se perdessem peso, estariam melhores, embora a maioria delas tenha perdido quantidades significativas de peso (cinco, dez, vinte vezes em suas vidas) e não tenham melhorado. Elas recuperaram o peso e depois fazem outra dieta.

Os americanos gastam 33 bilhões de dólares por ano para emagrecer. Vinte milhões de mulheres têm distúrbios alimentares; 25% de todos os homens estão constantemente em dieta, assim como 50% de todas as mulheres, e nove em cada dez pessoas que perdem peso durante uma dieta engordam tudo de novo. Aqueles que falharam em uma dieta este ano poderão escolher entre 30 mil novos planos de dieta no ano seguinte.

As dietas não funcionam porque comida e peso são sintomas, não problemas. O foco no peso é uma distração conveniente, reforçada culturalmente, dos motivos pelos quais tantas pessoas comem quando não estão com fome. Esses motivos são mais complexos e não são resolvidos com força de vontade, contagem de calorias e exercícios. Eles têm a ver com negligência, falta de confiança, falta de amor, abuso sexual, abuso físico, raiva reprimida, tristeza, discriminação, proteção contra novas mágoas. As pessoas se maltratam com alimentos porque não acreditam que merecem mais do que isso. Elas se maltratam porque foram maltratadas e se tornam adultos infelizes e repulsivos para si mesmas não por terem vivenciado um trauma, mas porque o reprimiram.

Descobrindo o prazer além da comida fala das emoções que levam as pessoas a recorrer à comida. O livro explora as mensagens que recebemos quando somos crianças, como as transformamos em mensagens de autoflagelo e como exteriorizamos essa dor em outras pessoas, inclusive nossos filhos. Também explora a importância de assumir a responsabilidade pela mudança no presente em vez de nos sentirmos vitimados pela dor do passado. Como nossos padrões alimentares foram *formados* por modelos iniciais de amor, é necessário compreender e trabalhar com a comida e o amor para nos sentirmos satisfeitos em nossos relacionamentos.

Este é um livro pessoal. Fui criada por uma mãe que abusava fisicamente de mim e era viciada em drogas e álcool; meu pai estava frequentemente ausente ou emocionalmente indisponível. O livro é sobre o passado e como isso afetou a minha forma de comer e amar, é sobre o presente e como aprendi a ter intimidade com Matt, depois de viver em um mundo egoísta de compulsão por tanto tempo. Ele trata de dizer o indizível, curar as feridas e seguir em frente, e também da celebração de ser completo.

O livro também fala sobre muitas pessoas com quem trabalhei e das quais recebi cartas. Com a permissão dessas pessoas, contarei as histórias, as lutas, e suas vitórias.

Descobrindo o prazer além da comida é um livro sobre intimidade do ponto de vista da compulsão. É também sobre os medos e as alegrias de acabar com essa compulsão. Não é um livro de autoajuda típico, porque não relaciona exercícios e orientações específicas a serem praticados diariamente. As informações são reveladas na narrativa. É um livro que espero que inspire vocês a se lembrarem e reconhecerem os momentos da vida que foram subestimados, distanciados ou esquecidos. Esses momentos afetam profundamente a maneira como se come e se ama e impedem que você viva com criatividade e paixão, autorrespeito e autoconfiança.

Nos meus livros anteriores, escrevi sobre o processo de cura do comportamento compulsivo, mais especificamente a compulsão alimentar, mas curar o comportamento compulsivo não é o suficiente. O próximo passo é nos envolver intimamente com nós mesmos e com outras pessoas, abrir nossos corações e deixar o amor entrar. Este livro fala sobre dar esse passo.

capítulo 1

Quando comida é amor

Eu me apaixonei pela primeira vez quando esta-va na sexta série. O nome dele era Martin Levy e ele estava no último ano da escola. Martin tinha músculos densos e salientes, olhos de ágata e um rosto que refletia os dias ensolarados do verão. No dia da quermesse, o pedi em casamento; ele disse sim. Entramos na cabine de casamento, decorada com fitas de papel crepom vermelhas e brancas, e nosso professor de ciências sociais, o Sr. Ogden, nos declarou marido e mulher. Martin apertou minha mão, fiquei ruborizada e então ele me beijou. Na boca. Emoldurei nossa certidão de casamento e a pendurei ao lado de minha cama para que ela fizesse parte dos meus sonhos. Toquei "Born too late", uma canção da Pony Tails, sem parar, até que meu irmão quebrou o disco ao meio, porque não aguentava ouvi-la mais uma vez.

Comecei a fazer dietas no mesmo ano em que conheci Martin. No início, acreditava que, se eu fosse magra, seria linda e Martin me levaria a sério. Depois que ele se formou, eu só queria ser bonita. Nos 17 anos seguintes, minha maior paixão na vida não era um relacionamento, mas o meu peso. Os dramas de muitas outras pessoas aconteceram diante de mim: meus pais estavam desesperadamente infelizes, meu primeiro namorado de verdade morreu de câncer, a mãe da minha amiga Candy se matou, meu irmão ia para a escola doidão, de chapéu e tranças, mas, entre tudo isso, construí um abrigo azul e refrescante em um canto do meu corpo que prometia uma vida de ternura e beleza... Se eu conseguisse emagrecer.

Então eu emagreci. Há 13 anos, parei de fazer dietas e perdi 20 quilos. Escrevi um livro sobre isso. Falei a respeito na televisão. Escrevi outro livro sobre o assunto. Esperei a ternura e a beleza penetrarem meu abrigo azul e refrescante.

Então percebi que, por trás do meu desejo de ser magra, havia a crença de que ser magra significava estar apaixonada. Quando me imaginei magra, nunca me vi sozinha. Ser magra significava ser feliz e ser feliz era não estar sozinha. Ser magra era estar apaixonada. De repente, eu desejava um parceiro tanto quanto desejava ser magra.

Mas não era politicamente correto deixar a vida de uma pessoa em espera e aguardar pelo parceiro perfeito; então fui criar o tipo de vida que queria sem um. Mudei-me para minha casa dos sonhos, uma casa de praia pequena, com claraboias (aquelas janelas no teto que permitem a entrada de luz natural no ambiente o tempo todo), portas de vidro e ameixeiras. Comecei a dar palestras e, com o sucesso dos livros, construí lentamente o meu próprio negócio. A vida era boa. Eu tinha amigos que amava e um trabalho que era uma expressão verdadeira dos meus valores. Eu estava magra e saudável, mas continuava à espera.

Eu disse a mim mesma que, se passasse o resto da minha vida sem um parceiro, ainda assim estaria vivendo plenamente. Pense em Katharine Hepburn (importante atriz americana), eu disse a mim mesma. Ela é forte, criativa e vive sozinha. *Todo mundo* acaba sozinho, eu concluí. É melhor estar sozinha do que me sentir sozinha com alguém que não amo. Eu acreditava em tudo isso, mas ainda sonhava com beijos ao luar e corpos entrelaçados.

Em muitos aspectos, eu ainda era a menina de 15 anos que sussurrava para minha amiga Jil em uma sala escura sobre se apaixonar e a paixão em si.

– Você acha que dói quando ele entra em você? – perguntou Jil.

– Acho que não. Caso contrário, por que as pessoas dariam tanta importância ao sexo? Quero dizer, se dói, qual é o sentido? – eu disse.

– Como você acha que é a *sensação*? – perguntou ela, com a voz mais animada.

– Não sei.

Jil se sentou e acendeu a luz. Ela estava animada demais para conseguir dormir. Eu me virei de lado para ficar de frente para ela. A renda da gola da sua camisola Lanz estava presa sob o laço. Uma enorme boneca estava empoleirada no divã, rodeada por um zoológico de animais de pelúcia.

– Acho que deve ser a sensação mais maravilhosa do mundo. Você olha nos olhos dele, ele olha nos seus olhos e os dois gemem. Por um momento, os dois são uma pessoa. Você consegue imaginar algo melhor? – disse Jil.

– Não consigo – murmurei.

Adormeci sonhando com um homem de cabelos crespos e olhos arredondados.

Dezenove anos depois, eu ainda estava sonhando com ele.

Durante as tardes, quando o sol iluminava as estrelas da colcha, eu o imaginava sentado na cama, me observando. Eu agia como se ele já amasse o ponto dourado no meu olho direito, o jeito como eu dizia "alô" quando atendia o telefone, o formato do meu rosto, a textura da minha pele, e me sentia esperançosa, completa.

À noite, quando a taça vazia do céu noturno apagava o dia, eu acendia a luz e ia até o espelho. – Este rosto é claro e brilhante – eu dizia em voz alta. – Se eu fosse um homem e a visse, iria querer conhecê-la. Se eu fosse um homem, a amaria.

Depois que o meu livro *Breaking free* [sem tradução no Brasil] foi publicado, minha amiga Babs disse que eu tinha de me esforçar mais.

– Como você espera encontrar um homem enquanto trabalha com mulheres, escreve para mulheres e gasta todo o seu tempo com amigas? Saia mais. Vá dançar. Vá a festas – ela disse.

"Você espera que ele toque a campainha e entre na sua casa? Você precisa fazer mais coisas. Não fique solitária", disse a minha melhor amiga, Sara.

– Você só precisa de um. Vai encontrá-lo. Só não se preocupe tanto – disse Ellen.

Eu tinha medo de não ter o que fosse preciso (e de ter mais do que não fosse preciso) para estar em um relacionamento sério.

Babs me estimulou a colocar um anúncio pessoal no jornal local. – Esta é a nova maneira de conhecer homens, é melhor do que ir a bares, festas ou aulas noturnas. E, dessa forma, você pode especificar bastante o que quer – disse ela.

Quando ela foi morar com o homem que conheceu por um anúncio, decidi que estava certa.

Passei os quatro meses seguintes escrevendo o meu próprio anúncio. Eu não conseguia decidir se deveria me descrever como atraente ou muito atraente, se deveria mencionar que não gostava dos filmes do Woody Allen ou que gostava de chocolate. Não queria dizer que tinha escrito livros sobre alimentação, porque não queria que ninguém me reconhecesse, mas não queria ser desonesta. Depois de revisar o anúncio algumas centenas de vezes, eu subornei Maureen, minha gerente administrativa, para levá-lo ao jornal e assim acharem que ela o estava colocando lá. O texto final foi:

> Uma amante que é uma amiga. Sou branca, solteira, judia, ativa e atraente, tenho 34 anos, um trabalho gratificante e bem-sucedido, muito senso de humor e desejo um relacionamento com um homem que seja um amigo e também um amante. Em momentos diferentes, sou algumas ou todas estas coisas: brincalhona, séria, ousada, carinhosa e sensível. Gosto de passear, ser saudável, dançar, chocolate e perceber o extraordinário no comum. Os filmes do Woody Allen me deprimem. Estou à procura de um homem solteiro e profissional, de 30 a 45 anos, que seja amável, tranquilo e honesto consigo mesmo (um *mensch*), que saiba rir, cuidar bem de si mesmo, ouvir, enfrentar dificuldades e que acredite que sua vida será melhor ao crescer em um relacionamento com uma mulher. Eu não recusaria um cozinheiro profissional.

Recebi 70 respostas, dez fotografias, dois buquês de rosas, três poemas e um pão de cebola. Minha amiga Ellen e eu dividimos as cartas em três pilhas: sim, não e talvez. Sara e eu relemos a pilha do "sim" e estabelecemos um cronograma no qual eu deveria chamar dois ou três homens para sair por noite. Eu não queria fazer aquilo. Não queria passar pelo constrangimento dos primeiros minutos de conversa com homens que eu não conhecia e de quem provavelmente não gostaria. Eu queria esquecer tudo aquilo, jogar as cartas fora, me tornar uma sacerdotisa judia. Em vez disso, Sara e eu fizemos um acordo: eu discaria o número do telefone do meu escritório e, assim que ele começasse a tocar, ela pegaria a extensão na sala ao lado para que pudéssemos nos ver e sinalizar mensagens importantes durante a conversa.

– Alô.

– Oi. Meu nome é Geneen. Estou ligando porque... Hum, porque eu coloquei um anúncio no jornal e você respondeu.

– Qual era o seu anúncio? Eu respondi a vários.

A esta altura, eu olhava para Sara com uma expressão de "ai, Deus, como vim parar aqui?", e ela me encarava com um olhar de "cale a boca e responda".

Conheci programadores, psicólogos, trabalhadores da construção civil. Um homem que arrancou a orelha de um assaltante em uma briga, outro que morava com a mãe e a ex-mulher e um que tinha 15 gatos, três pintassilgos e um peixe. Todas as vezes em que eu conversava com alguém de quem gostava, construía uma imagem visual dele que combinasse com sua voz. Eu sempre errava. Um homem me disse que era alto e magro; quando o conheci, ele tinha 54 anos e era bem gordo. Outro disse que era muito bonito e que eu não me decepcionaria, mas não me disse que não tinha o dente da frente ou que tinha uma rosa tatuada na bochecha direita. Depois de cinco semanas conhecendo estranhos nas escadas dos correios ou ao lado dos pães da padaria Gayles, eu não tinha conhecido ninguém que gostaria de ver de novo.

Então eu conheci Matt. E não foi pelo meu anúncio.

Eu o assisti em uma conferência na qual fomos palestrantes e fiquei encantada. Ele era atraente, divertido e sexy. Eu queria conhecê-lo. Quando o vi no dia seguinte, me apresentei. Eu disse a ele que a palestra tinha sido maravilhosa e que eu tinha os mesmos óculos escuros que ele estava usando. Ele agradeceu e disse que eu tinha bom gosto para óculos escuros. Ele continuou em frente.

No último dia da conferência, a psicóloga Virginia Satir estava fazendo o discurso de encerramento em um auditório lotado, com mil participantes. Eu estava sentada na parte central do auditório, no meio de uma fileira. Pelo canto do olho, notei Matt caminhar em direção à porta. Sem pensar, me desculpei, passei por joelhos e pernas, tropecei em uma bolsa e fui para o fundo da sala. Quando estávamos frente a frente, eu disse:

– Eu me apresentei a você ontem, mas acho que não reparou em mim. Meu nome é Geneen Roth e queria dizer novamente a você quanto fiquei comovida com sua palestra.

Dessa vez, ele reparou em mim.

Depois do nosso primeiro encontro, eu estava descontrolada de entusiasmo, enlouquecida por estar à beira da paixão e pelas possibilidades. Gostei da maneira como ele olhou para mim, do jeito como falou sobre seu trabalho, da forma como ele se interessou pelo meu. Gostei do espaço entre seus dentes da frente, da linha do nariz, da cadência da sua risada. Quando ele deixou um recado na secretária eletrônica que dizia: "Eu só quero que você saiba como estou feliz por tê-la conhecido e por tê-la na minha vida", eu disse a Sara que devia estar sonhando. – Um homem que diz o que sente. Não dá para acreditar.

Em nosso segundo encontro, fomos para o jardim botânico. Sentado ao lado dos lírios roxos, ele disse: – Sei que é insanamente cedo para dizer que quero ficar só com você, mas eu quero ficar só com você. Acho que estou me apaixonando.

Eu queria beber as flores, comer as cores, cobrir o rosto dele com beijos de lavanda. – Não me acorde. Se isso for um sonho, não me acorde – eu disse a ele.

Durante oito meses, eu acordei cantando. Sorria tanto que minha boca doía. Beijei-o até meus lábios ficarem dormentes. Eu gostava mais de mim quando estava com ele, estava mais amável, mais calma, mais feliz. Eu estava vibrando de amor, irradiando luz.

E depois, lentamente, voltei a mim.

Certa vez, uma mulher foi a uma palestra depois de ter perdido 35 quilos em uma dieta. Ela se levantou na frente de 150 pessoas e, com a voz trêmula, disse: – Sinto que fui roubada. O meu maior sonho foi tirado de mim. Eu realmente achei que perder peso mudaria a minha vida, mas só o que mudou foi o meu exterior. O interior ainda é o mesmo. Minha mãe está morta e meu pai batia em mim quando eu era criança. Ainda estou com raiva e solitária e agora não tenho nem as dietas para me motivar a seguir em frente.

Depois de esperar por toda a vida que a ternura e a beleza cheguem na forma de magreza ou paixão, pode ser devastador descobrir que nenhuma delas pode ser encontrada. Não quando a expectativa é de que vamos nos perder ou nos encontrar.

Compulsão é desespero ao nível emocional. As substâncias, pessoas ou atividades pelas quais nos tornamos compulsivos são aquelas que acreditamos ser capazes de acabar com o nosso desespero.

Desespero.

Eu o senti pela primeira vez quando era criança. Ainda não tinha um nome para ele. Era um sentimento dentro do meu corpo, de que o meu mundo estava prestes a ser destruído e não havia nada que eu pudesse fazer a respeito. Não havia ninguém com quem eu pudesse conversar, nenhuma maneira de evitá-lo e tornar tudo melhor.

Eu olho para minha vida agora. Não há nenhum motivo para desespero, mas, às vezes, muitas vezes, algo acontece e tudo ao meu redor – o céu, meu corpo, o rosto de Matt – se transforma em barro.

Nove meses depois do meu primeiro encontro com Matt, estamos no aeroporto de La Guardia, à tarde. Nosso avião acaba de desembarcar de Bermuda, onde Matt e eu passamos cinco dias lendo romances, fazendo amor, comendo mamão no almoço e enchendo os vasos na nossa sala de flores nobres vermelho-escuras. Estamos caminhando para o ponto de táxi, onde ele vai pegar um carro para Nova York e eu, um ônibus para Rhinebeck. Temo a separação, não porque me sinto solitária quando estou sozinha (eu cresço na solidão), não porque não tenho nada para fazer nos próximos cinco dias (vou a Rhinebeck para dar uma palestra). Temo a separação porque ela provoca um terror familiar em mim. Eu não quero que ele vá embora.

(*Se você for embora, não terei mais nada.* Estávamos morando no apartamento marrom: cadeiras marrons, carpete marrom, sofá marrom. Eu tinha três anos de idade. Ela estava se preparando para sair. Comecei a gritar. *Se você for embora, mamãe, não vai sobrar nada de mim.* Eu estava agachada em um canto da sala com calças de veludo azul e sapatos de laço vermelho. Quando ela saiu pela porta, me deitei no chão marrom e solucei. Ann, nossa babá, apareceu. Ela me pegou e me colocou em cima do monótono aspirador de pó e me carregou nele a tarde toda. Quando minha mãe voltou, ela me deu um cachecol vermelho, branco e azul.)

(*Se você for embora, não terei mais nada.* Estávamos morando na casa preta e branca. Cadeiras pretas e brancas, piso de mármore preto e branco, sofá preto e branco. Eu tinha onze anos. Ela estava deitada na cama à tarde. Ela me disse que queria o divórcio. Eu comecei a chorar. *O que vai acontecer comigo? Com quem vou morar? Para onde irei? Não me deixe, mamãe. Se você fizer isso, não terei mais nada*, eu dizia a ela.)

Matt e eu chegamos ao ponto de táxi e ele se virou para se despedir, inclinou o rosto para me beijar. O pânico está preso na minha garganta, um melro que se debate para se libertar.

Eu não consigo esperar até amanhã. Não consigo me ver andar, falar, trabalhar sem ele. Tudo para aqui. *Se ele for embora, não terei mais nada.*

– Vou ligar para a casa de sua mãe no domingo à noite – ele diz.

– Um dia, farei uma viagem e você não conseguirá se comunicar comigo, e sentirá terrivelmente a minha falta – eu respondo. Ele me olha assustado.

– É isso o que está acontecendo agora: não conseguirei falar com você por telefone até domingo e vou sentir sua falta – ele responde.

Eu não falei nada. Eu queria que ele dissesse que iria cancelar a reunião e ir comigo para Rhinebeck. Eu queria que ele dissesse: "Eu não suporto essas separações, nunca vamos nos separar novamente. Eu amo você demais para ir embora". Em vez disso, ele afirmou: – Eu amo você, Geneen. Sei que é difícil para você. Você se esquece de que teremos muito mais dias juntos, anos juntos. Ir embora não é o fim. Tenho de ir agora, a reunião é daqui a meia hora. Você quer dizer alguma coisa? – Sacudi a cabeça para dizer não. Ele me olhou atentamente por um momento, me beijou com delicadeza e se virou para entrar no táxi.

Eu o odeio.

Amá-lo deveria eliminar a dor. Em vez disso, a traz de volta: os anos em que eu voltava da escola para casa e vagava de cômodo vazio em cômodo vazio. Eu me sentava no sofá de veludo bege e olhava para a pintura de natureza-morta de um pedaço de queijo, uma maçã, uma faca com cabo preto. Eu ia para a cozinha e abria a porta da geladeira, a fechava e a abria. Fechava. Abria. Comia. Eu ia até o quarto de minha mãe e sentia o cheiro do perfume Joy, abria a gaveta de joias, pegava um par de brincos dourados de argola e os segurava nas orelhas. Eu sorria para mim mesma no espelho, fingia que estava em uma festa, dizia "olá" e levantava as sobrancelhas.

Eu queria a minha mãe. Eu queria que meu pai voltasse para casa para jantar e dissesse à minha mãe que ela era bonita e que a amava. Eu queria que minha mãe voltasse para casa para jantar e me dissesse que eu era bonita e que me amava. Eu queria que ela me dissesse que o nosso mundo não acabaria a qualquer momento e que eu poderia parar de tentar ser boa.

Amar Matt deveria eliminar a dor, toda a dor. De todos os anos. Eu achei que ter alguém com quem dormir e comer eliminaria a dor, mas há muitos momentos, um deles era aquele do aeroporto, em que eu me sentia vagando da sala para a cozinha, para o quarto de minha mãe, e não havia ninguém em casa.

Compulsão é desespero ao nível emocional. Compulsão é o sentimento de que não há porto seguro. Tornamo-nos compulsivos para termos um porto seguro.

Amor é só o que sempre desejamos.

Nós não *desejamos* nos tornar compulsivos. Isso acontece para conseguirmos sobreviver. Para evitarmos enlouquecer. Que bom para nós.

A comida era o nosso amor, comer era o nosso modo de sermos amados. A comida estava disponível quando os nossos pais não estavam. A comida não se levantava e ia embora como nossos pais. A comida não nos magoava. A comida não dizia não. A comida não nos espancava. A comida não ficava bêbada. A comida estava sempre lá. A comida era gostosa. A comida estava quente quando sentíamos frio e fria quando sentíamos calor. A comida se tornara a coisa mais próxima do amor que eu conhecia.

Mas a comida é apenas um substituto para o amor. A comida não é nem nunca será o amor.

Muitos de nós usamos a comida para substituir o amor por tantos anos que já não sabemos a diferença entre recorrer à comida para obter amor e recorrer ao amor para obter amor. Nós não reconheceríamos o amor nem se ele nos jogasse no chão.

Não porque somos ignorantes, mas, como nunca fomos amados assim, não sabemos como é a sensação do amor, como é o amor. E, como consequência de não termos sido bem-amados, não conseguimos amar a nós mesmos também. O comportamento compulsivo, em essência, é a falta de amor-próprio, é a expressão de uma crença de não sermos bons o suficiente.

Uma amiga escritora veio me visitar ontem. Ela trouxe amoras recém-colhidas em uma tigela de porcelana branca. Sentada à mesa da cozinha, Lyn apoiou a cabeça na mão e me contou que havia agendado sua participação em uma conferência na semana seguinte e não queria ir. Perguntei a ela o motivo.

– Porque eu vou ver Kristin e engordei quatro quilos e meio desde a última vez que a vi – disse ela. Antes que eu pudesse dizer qualquer coisa, ela se corrigiu. – Na verdade, só engordei três.

"Você sabe, Kristin e eu costumávamos ter exatamente o mesmo peso. Eu tinha um corpo igual ao dela", continuou.

– Por que você quer ter um corpo igual ao de Kristin? – perguntei, enquanto me recordava que Kristin tinha quadris ossudos e pés largos.

– Não é o que todos querem? – ela perguntou.

Eu balancei a cabeça negando. Perguntei se ela passava o tempo pensando em algo além do seu corpo. E ela respondeu: – Preocupada se sou uma péssima escritora.

Mais tarde, sozinha, eu pensava na visita de Lyn. Refletia que as compulsões raramente são o que parecem ser: as preocupações com nossos corpos escondem outras mais profundas, escondem as preocupações ainda mais básicas a respeito nós mesmos. Ser uma péssima escritora, eu pensei, não é o que Lyn teme.

Quando nos falamos no dia seguinte, ela revelou: – Eu percebi ontem quando cheguei em casa que não disse a verdade. Você me perguntou com o que eu me preocupava e eu falei que era com a minha escrita, mas não é isso.

– O que é? – perguntei.

Ela respirou fundo. Eu também.

– Eu sei que isso vai soar piegas, mas acho que tenho medo de não ser boa o suficiente. Medo de que haja algo errado comigo e de não ser digna de ser amada – respondeu ela.

Comida e amor. Começamos a comer compulsivamente devido a razões que têm a ver com o tipo e a quantidade de amor que temos ou não temos em nossas vidas. Quando não somos amados, reconhecidos, compreendidos, tomamos medidas para nos adaptar às situações. Diminuímos as nossas expectativas. Paramos de nos perguntar do que precisamos. Paramos de mostrar o que nos machuca ou que precisamos de consolo. Paramos de esperar a satisfação e começamos a contar com nós mesmos, e somente com nós mesmos, para prover sustento, conforto e prazer. Começamos a comer e comer.

Trina tinha três anos quando sua mãe a deixou na casa da avó dizendo que voltaria para buscá-la no dia seguinte. No dia seguinte, Trina se sentou no alpendre da fazenda da avó e esperou. Esperou no dia seguinte. E no outro. Todos os dias, durante oito anos, Trina esperava a mãe voltar. E todos os dias, por oito anos, sua avó reclamava de ter de cuidar dela. Ela fez mais do que reclamar. Ela bateu em Trina. Com uma chibata até ela sangrar, todos os dias durante oito anos. Quando Trina ia para a escola machucada e inchada, os professores perguntavam o que havia acontecido.

– Trina! Tem alguém batendo em você? – perguntavam. E ela respondia:

– Não, senhora. Caí da escada – ou – Tropecei quando estava correndo para vir à escola de manhã – ou – Esbarrei na geladeira. – Ela tinha medo de que, ao causar problemas para a avó, apanhasse mais. Ou pior, que eles fizessem alguma coisa com a avó e ela não tivesse mais para onde ir.

Trina sobreviveu. Algumas crianças sobrevivem usando drogas. Outras fogem. Algumas crianças se tornam alcoólatras ou acabam em uma instituição mental. Trina fez outra coisa. Na verdade, duas. A primeira foi usar um elástico no pulso e, sempre que a avó batia nela, ela usava o elástico para voltar à realidade. Ela aprendeu muito bem a "sair" do próprio corpo.

– Quando eu apanhava, pensava em alguma lição que tinha aprendido na escola naquele dia, como se escrevia "princesa" ou algo assim. Pensava nas flores no quintal, em quando as camélias se abriam pela primeira vez, nas manchas amarelas da parte interna. Quando minha avó terminava de bater em mim, ela voltava para a casa e eu ficava lá fora e batia o elástico no pulso. Eu sabia que ia doer um pouco, mas o som do elástico batendo e o ardor no meu pulso me faziam voltar do pensamento sobre flores vermelhas para onde eu estava de verdade: na frente da casa da minha avó, com tarefas a fazer, que eu deveria começar logo para que ela não saísse e batesse em mim outra vez – disse Trina.

A segunda coisa que Trina fez foi roubar sorrateiramente comida da cozinha e a armazená-la debaixo da cama. Caixas, latas e sacos de comida.

– Minha avó mantinha doces na cômoda do quarto dela, debaixo dos sutiãs de bojo, e, sempre que ela assistia à TV, eu me esgueirava até o quarto dela, colocava um pouco dos doces sob a minha blusa e os escondia entre o colchão de molas e a cama box. Às vezes, eu pegava latas de comida na cozinha e as colocava lá também. No meio da noite, quando minha avó estava dormindo, eu acendia a luz, pegava o abridor de latas e comia. Comer fazia me sentir especial, principalmente os alimentos que eu tinha tirado da gaveta da minha avó – disse ela.

Se Trina não conseguisse o amor da avó, roubaria a comida dela.

As mensagens que ela recebeu a respeito de si mesma e do mundo ao seu redor foram:

- Eu fiz algo errado e é por isso que minha mãe não vai voltar. Eu sou ruim.
- As pessoas mentem. É melhor não acreditar nelas.
- Amar dói.
- Quando alguém me deixa, nunca mais volta.
- Eu preciso de coisas demais, quero coisas demais. É por isso que minha avó não gosta que eu more com ela.
- Se eu pudesse fazer tudo o que minha avó diz para fazer, eu seria boa e minha mãe voltaria.
- Minha avó é adulta, ela sabe o que é melhor para mim e bate em mim todos os dias. Se eu fosse boa por dentro, não apanharia por fora.
- É melhor comer do que me importar com alguém, porque a comida não vai embora, mas as mães vão. A comida não espanca, mas as avós sim.

Quando Trina tinha 11 anos, a mãe dela voltou. Eu a conheci com 33 anos. Em 29 anos, ela engordou e emagreceu mais de 680 quilos. Nos últimos dez anos, ela se casou, se divorciou, foi mãe e se casou novamente.

– Eu não consigo deixar meu marido entrar na minha vida. Se ele viaja a negócios por dois dias, sinto que tenho de começar tudo de novo quando ele volta, é como se ele fosse um estranho, sempre um estranho – diz ela sobre seu casamento atual.

Trina passou muitos anos esperando a mãe voltar, ela não sentirá a dor da espera novamente. Durante o tempo em que ele está fora, ela come para aliviar a solidão. Ela se concentra no quão gorda é, em quanto peso deve perder e nas roupas que comprará quando estiver magra. Ela transfere a dor da espera para a dor de ser gorda. Quando o marido retorna, eles têm de percorrer uma distância de oito anos de confusão, solidão e traição para terem intimidade mais uma vez, ou para a terem ao menos naquele instante.

Porque não é somente quando o marido vai embora que ela se fecha para ele. A experiência de Trina com o amor diz que ele dói. O amor dói. As pessoas mentem. As pessoas vão embora. Quando o marido viaja, ela não fica surpresa. Ela sabe que as pessoas traem e ela se protege cuidadosamente contra a dor da traição dele (ou de qualquer pessoa): ela arrumou outro amante, aquele que nunca a deixará: a comida.

O amor e a compulsão não podem coexistir.

Amor é a vontade e a capacidade de ser afetado por outro ser humano e permitir que esse efeito faça diferença no que você faz, diz e se torna.

Compulsão é o ato de se envolver com uma atividade, uma substância ou uma pessoa para sobreviver, tolerar e adormecer a vivência do momento.

O amor é um estado de conexão que inclui vulnerabilidade, entrega, autovalorização, firmeza e disposição para enfrentar, em vez de fugir, o pior de nós mesmos.

Compulsão é um estado de isolamento que inclui autocentrismo, invulnerabilidade, baixa autoestima, imprevisibilidade e medo de que, ao enfrentar a dor, ela nos destrua.

O amor expande, a compulsão enfraquece.

A compulsão não deixa espaço para o amor, e, na verdade, é por isso que muitas pessoas começam a comer: quando havia espaço para o amor, as pessoas ao nosso redor não foram amorosas. O principal propósito da compulsão é nos proteger da dor associada ao amor.

Eu acredito que nos tornamos compulsivos devido às feridas do nosso passado e às decisões que tomamos naquela época quanto à nossa autoestima. Decisões sobre a nossa capacidade de amar e se, de fato, merecemos ser amados. Nossa mãe vai embora e decidimos que não somos dignos de amor. Nosso pai é emocionalmente distante e decidimos que precisamos de coisas demais. Alguém próximo morre e decidimos que não há nenhuma razão para amar alguém, porque dói demais, no fim das contas. Tomamos decisões com base na nossa dor e nas escolhas limitadas que tínhamos naquela época. Tomamos decisões com base na nossa compreensão dessas feridas e no que fizemos para nos proteger de nos machucarmos mais nesse ambiente. Aos seis, 11 ou 15 anos, decidimos que o amor dói e que somos desprezíveis, indignos de amor ou muito exigentes, e vivemos o resto de nossas vidas nos protegendo contra novas feridas. E não há melhor proteção do que nos envolvermos com uma compulsão.

Em qualquer uma de minhas palestras, há participantes cujos pais eram alcoólatras, morreram ou foram embora sem aviso durante a infância, há pessoas que foram espancadas ou estupradas, outras cujas perdas, abandonos e traições foram mais sutis e tinham a ver com uma combinação qualquer de pais indisponíveis, mães possessivas e famílias nas quais os sentimentos desconfortáveis eram renegados e reprimidos.

Quando somos crianças, não temos recursos nem poder para fazer escolhas sobre nossas situações. Precisamos das nossas famílias para termos comida, abrigo e amor, ou então morreremos. Quando sentimos que a dor ao nosso redor é muito intensa e não conseguimos afastá-la ou alterá-la, nós a desligamos. Nós mudaremos, e mudamos, o foco da nossa dor para algo menos ameaçador: uma compulsão.

Já adultos, a nossa tarefa é analisar as decisões que tomamos há muito tempo quanto à nossa autoestima, à nossa capacidade de amar e de sermos amados, pois foi a partir dessas decisões que muitas das nossas crenças sobre compulsão e amor se enraizaram.

Não é possível ser obcecado por comida ou qualquer outra coisa e ser verdadeiramente íntimo de si mesmo ou de outro ser humano, simplesmente não há espaço o suficiente. No entanto, todos nós desejamos intimidade. Todos nós desejamos amar e ser amados.

Antes não tínhamos escolha, mas agora temos.

A decisão de ter intimidade, bem como a de se libertar do ato de comer compulsivamente, não é algo que é dado a você. A intimidade não é algo que simplesmente acontece entre duas pessoas, ela é uma maneira de estar vivo. A cada momento, optamos entre nos revelar ou nos proteger, nos valorizar ou nos depreciar, dizer a verdade ou escondê-la, mergulhar na vida ou evitá-la. Intimidade é escolher estar conectado, em vez de isolado, à nossa verdade mais profunda naquele momento.

Em todas as palestras, eu ouço:

– Quando a mágica começará?

E respondo:

– Quando você der o primeiro passo, quando fizer a escolha.

Para aqueles que estão acostumados a esperar que alguém traga amor para suas vidas, a descoberta de que a intimidade é uma escolha que fazemos a cada momento é o mais próximo possível da mágica.

capítulo 2

Estar no controle e fora dele

Na primeira vez em que Matt me convidou para jantar, ele me mostrou sua casa. Um sofá azul e branco desgastado, com estampas indianas, foi empurrado contra a parede na sala de estar. Próximo a ele, com uma perna faltando, havia um papagaio de madeira verde e amarelo-mostarda. Um abajur antigo, com uma cúpula âmbar e franjas brancas, estava ao lado da mesa de centro.

Ao lado da sala de estar estava a cozinha. Passei meus dedos em toda a superfície da mesa.

– É de acácia koa. Um amigo meu a fez. Mas vamos para o andar de cima – disse Matt enquanto apontava para uma escada de madeira em caracol no hall de entrada. Concordei com a cabeça. Eu queria ver mais, as pinturas nas paredes, os livros que ele mantinha ao lado da cama, a fileira de garrafas coloridas no banheiro.

Enquanto subia o último degrau, vi um cômodo que eu sabia que era de uma mulher. Dali, pude ver leques chineses pregados na parede e uma mesa pintada de rosa e roxo.

– Este era o escritório de Lou Ann – disse ele, e então cruzamos uma fronteira.

Eu sabia a respeito de Lou Ann. Eu sabia que ele e Lou Ann estavam muito apaixonados e que ela tinha morrido aos 33 anos de um câncer de ovário inoperável durante o quinto ano deles juntos. Eu sabia que ele a abraçava sempre que ela recebia quimioterapia, porque eles ouviram dizer que o medicamento não seria tão devastador se ela fosse amada enquanto o recebia. Eu sabia que ele havia se mudado para o quarto do hospital com ela, que ela tinha ficado em remissão por um ano e que morreu em casa, cercada de amigos. Um ano e meio havia se passado desde a sua morte.

A mesa, o relógio de cerâmica e as canetas-tinteiro dela foram organizados como se ela fosse voltar a qualquer minuto. Havia brincos vermelhos e brilhantes em um prato de porcelana em forma de coração na prateleira. A agenda de capa de couro com um marcador de plástico transparente na forma de um avião a esperava em sua mesa. Cartões de melhoras estavam apoiados na estante, abertos para que o leitor pudesse se emocionar com a mensagem: “Eu te amo, Lou. Lute muito. Melhoras. Você pode superar isso. Com amor, Katherine”; “Cuide bem de si mesma, Lulu. Você é mais forte do que qualquer câncer. Você é uma sobrevivente. Nós somos seus amigos. Chame-nos a qualquer hora. Com amor, Daniel e Maggie”.

O último cartão tinha na frente um desenho de um palhaço vestido com roupa prateada e um tubo preto no colarinho, botões pretos no casaco e pintura vermelha-rubi nos lábios. Dentro se lia: “Feliz Dia dos Namorados ao meu verdadeiro amor. Eu te amo para sempre, M”.

Na oitava série, eu era assombrada pela Sra. Havisham de *Grandes esperanças*, que foi abandonada pelo noivo no dia do casamento. Ela esperou que ele retornasse pelo resto da vida. Deixou intocados o bolo de casamento, os presentes e os enfeites. Ratos moravam na cobertura estragada, teias de aranha estavam penduradas nos cantos e a Sra. Havisham, com 80 anos de idade e em um vestido de noiva, aguardava o retorno do seu amado.

Na sala de Lou Ann, me senti como se tivesse cruzado o limiar de um mundo crepuscular, no qual a distinção entre realidade e fantasia, entre o luto do passado e a vida no presente, entre viver e morrer havia sido silenciada.

Por que esses cartões ainda estavam ali após um ano e meio da sua morte? E os brincos, a agenda? O couro da agenda estava desbotado e desgastado, macio como um salgueiro-gato, e uma marca circular de garrafa escurecia o canto superior direito. Eu estava indecisa entre a vontade de abri-la e ver a sua letra, ler sobre os lugares que passara, as pessoas com quem almoçara e a vontade de fingir que eu não a tinha visto. Até onde essa agenda foi usada? Ela sabia que morreria antes do fim do ano? E os brincos, polidos e avermelhados. Eu gostei deles. Os vestígios que restaram depois que ela se foi. Na gaveta da mesa, eu poderia encontrar listas de coisas a serem compradas: sabonete, xampu, lâmpadas. Eu poderia encontrar fotografias, cartas de Matt: "Te vejo mais tarde, querida, fui passear".

Minha respiração ficou fraca e difícil. Cada fôlego parecia um pedaço de vidro que rasgava meu peito. Como os brincos dela poderiam ainda estar ali se ela não estava? Ela tinha apenas 33 anos. Eu queria saber tudo sobre ela. E queria esquecer que já tinha ouvido o nome dela, ou o de Matt. Queria sair da sala, descer as escadas, passar pelo sofá de estampa indiana e sair da casa. Para sempre.

Eu não queria me apaixonar por um homem que estava apaixonado por outra mulher, mesmo que a outra mulher estivesse morta. *Especialmente* se essa outra mulher estivesse morta. Eu nunca estaria à altura dela, pois ela era perfeita na memória dele, e eu sempre saberia que ele estava comigo porque não podia estar com ela. Eu queria ser a primeira escolha de alguém. Queria um homem para me amar mais do que jamais amou alguém. Matt estava atrapalhando como ele deveria ser.

Eu queria estar no controle dos meus sentimentos, dos sentimentos dele, do curso da nossa relação. Nos meus sonhos de conhecer "o homem", eu não contava que me deixaria afetar pela morte ou pela dor da perda. Era apenas o nosso segundo encontro e a natureza do nosso romance (o ritmo, a intensidade, os tipos de sentimentos que expressávamos um para o outro) já derrapava para fora dos meus caminhos cuidadosamente planejados. Eu não estava no controle e sabia disso. Eu não estava no controle e odiava isso.

De repente, no escritório de Lou Ann, o barulho dos carros na rua parecia alto demais. Eu sabia que era hora de dizer alguma coisa.

Olhei para Matt. Ele segurava dois pequenos baralhos de cartas nas mãos.

– O que é isso? – perguntei.

– São chamados de "cartas Oh". Você escolhe um carta com uma foto e uma carta com uma palavra e descreve o que a combinação das duas significa para você. Quer jogar? – disse Matt.

– Claro.

– Certo, eu vou primeiro.

Ele pegou a foto de uma pessoa prestes a descer em um escorregador e uma carta que dizia: "Alegria". – Eu me sinto subindo uma longa escada e agora estou pronto para começar a deixar a alegria entrar na minha vida e brincar novamente. Com você – disse ele.

Nos primeiros oito meses depois que conheci Matt, ele chorou quase todos os dias. Às vezes, ele chorava logo ao acordar de manhã. Às vezes, quando estávamos fazendo amor. Uma noite, estávamos em uma boate e quando tocou "I'm so excited" da Pointer Sisters, ele falou que tinha de ir embora. – Lou Ann e eu descobrimos Pointer Sisters juntos. Eu não consigo dançar esta música – disse.

Ele me pedia para abraçá-lo quando chorava, e eu o abraçava, ninava e afagava sua testa, seu cabelo. Ele falava sobre como ela tinha emagrecido por causa do câncer ou se lembrava do oxigênio do qual ela precisava no final, e das injeções que ele tinha de aplicar nela. Ele falava da alegria dela antes de ficar doente e do brilho e do bom humor dela enquanto estava doente. Ele me contou que, na primeira viagem deles para o Havaí, tiveram aulas de hula em um palco gigante, e toda vez que Lou Ann balançava os quadris, ela o derrubava do palco. Logo eles estavam rindo tanto que não conseguiam dançar. Ele me disse que Lou Ann era como uma criança, pois fazia amizade com todo mundo. Se ele fosse encontrá-la em um restaurante e estivesse 20 minutos atrasado, ela já estaria sentada em outra mesa, conversando e rindo com estranhos.

– Ela era corajosa. Todos a amavam, até o carteiro – disse ele. Quando Lou Ann estava escrevendo sua tese sobre a corte dos ursos-polares, ela ia ao zoológico todos os dias para observá-los. Em uma semana, Cesar, o feroz urso do sexo masculino, lambia a sua mão.

Matt tinha uma parede de fotos de Lou Ann em seu escritório. Contei 23, 24, 25 fotos no total. Lou Ann quando era bebê, Lou Ann de maiô, Lou Ann beijando Matt, Lou Ann segurando a mão de Matt, ambos com listras cor-de-rosa no cabelo, rindo. No abajur, havia uma carta de caligrafia feminina que dizia: "Lou te ama". Ao lado do frasco de detergente na cozinha, havia um coração azul e branco de cerâmica no qual estava gravado "Matt e Lou". No chuveiro, havia a saboneteira dela. No armário, havia os remédios dela. O nome e o rosto dela estavam por toda parte. Lou Ann. Lou Ann.

Meus sentimentos quanto a amar e ser amada por Matt enquanto ele lamentava por Lou Ann oscilavam muito. Eu o queria na minha vida. Ficava comovida com as lágrimas e a sua dor e me sentia importante quando ele ficava vulnerável comigo. Eu sabia que não conseguiria imaginar como foi para ele assistir, impotente, ao corpo dela enfraquecer, ao cabelo cair e à morte chegar, como uma sereia a chamar para o alívio. Eu já estava começando a sentir que, se alguma coisa acontecesse com Matt, eu estaria arruinada. (– É o pior medo de qualquer pessoa. É óbvio que ele é um homem que se compromete, Geneen. Se você for paciente com ele, valerá a pena – disse Sara.)

Mas eu estava me apaixonando loucamente por esse homem. Eu estava em êxtase, radiante, eu sentia tudo, menos tristeza. Eu sentia que a vida tinha nos abençoado; ele, que a vida havia roubado seu tesouro mais precioso. Eu sentia que tinha encontrado o amor da minha vida, ele, que o dele já havia morrido. Fazer amor com ele me trouxe para o lugar do meu corpo, sob meus ossos, por trás de meus olhos, onde as perguntas se tornaram respostas; ele sentia que fazer amor o aproximava de uma tristeza sem-fim. Eu me sentia mais forte e mais viva do que nunca; ele, que uma parte havia morrido com Lou Ann e não tinha certeza de que conseguiria viver plenamente de novo. Ou de que quisesse que isso acontecesse.

Eu queria que meu amor fosse o suficiente para curá-lo, mas não era. Eu queria ser a única mulher na vida dele, mas não era.

Quando fazia quase três anos que Lou Ann havia morrido, Matt e eu fomos a um terapeuta de luto. Eu estava convencida de que Matt estava prolongando sua dor e que a usava para me manter distante. Eu estava cansada de ouvir sobre a parte dele que morrera junto com Lou Ann, de olhar para a foto dos dois abraçados na parede do escritório dele. Eu estava pronta para que ele a superasse.

– Você realmente quer que isso aconteça no seu ritmo, não é? Você gostaria de controlar o que acontece e quando acontece. Ao que parece, se você acreditar que Matt a ama, ele não sentirá saudades de Lou Ann – disse o terapeuta enquanto olhava para mim.

Sim para todas as opções acima.

Sim para a minha crença de que posso controlar o início e o fim de quase tudo. Sim para a minha crença de que, se as coisas não acontecem do jeito que eu quero, minha primeira reação é acreditar que estou fazendo algo errado, que fiz algo errado, que posso fazer algo para que tudo melhore.

Não para o desamparo e terror de não ter controle. Eu tentei isso uma vez. Não funcionou.

Na casa da minha infância, os sons mais frequentes eram o bater das portas, as vozes altas. Minha mãe batia em mim e no meu irmão, nos colocava nos cantos da sala, da cozinha. Lembro-me de estar de pé em um canto, com os braços na frente do meu rosto para que ela não puxasse meu cabelo, arranhasse meus olhos. Eu estava com medo de que ela me quebrasse.

Meu pai, evasivo e sorridente, ficava impassível diante de tudo. Ele me deu presentes, me chamou de gatinha e disse que me amava. Ele saiu para trabalhar de manhã cedo e voltou tarde da noite. Ele saía no meio das brigas com minha mãe. Do meu quarto, eu conseguia ouvi-los gritar, conseguia ouvir a porta da frente bater, conseguia ouvir minha mãe gritar "não me deixe, seu desgraçado", conseguia ouvir o carro dar a partida. Quando o som do motor desaparecia, minha mãe batia portas, atirava pratos, chorava. E eu esperava. Esperava o meu pai voltar para casa, minha mãe parar de gritar, ser seguro sair.

Aos 12 anos, decidi que, para as coisas na minha família darem certo, eu teria de fazê-las funcionar.

Aos 12, criei uma lista no meu diário. Eu a chamei de "Coisas que posso fazer para deixar minha mãe feliz". Esta é a lista:

1. Limpar o meu quarto.
2. Levar café na cama para ela.
3. Dizer coisas agradáveis.
4. Não ficar brava e chamar todos de idiotas.
5. Não fazer perguntas.

No final de cada dia, eu conferia o que havia feito da lista. Marcava o que poderia fazer no dia seguinte. Manter a lista me deu a sensação de estar realizando alguma coisa. Isso fez me sentir como se estivesse no controle.

Todas as noites eu tinha o mesmo sonho: estava de pé no meio do meu quarto, segurando com força as paredes que se desintegravam. Eu não podia parar, nem mesmo por um minuto. Se eu parasse, as paredes cairiam, a casa cairia. E eu também.

Quando os amigos me chamavam para dormir na casa deles, eu recusava. Dizia que não estava me sentindo bem. Não poderia dizer a eles que meu trabalho era em casa, segurar as paredes. Não queria me juntar às turmas que se reuniam depois das aulas, não queria passar uma noite fora, não queria voltar para uma casa que estava desmoronando.

Meu amigo Robert me contou que, da época em que ele estava na terceira série até a época da sétima série, a mãe dele teve quatro colapsos nervosos. Os colapsos começaram com ela na cama o dia inteiro durante duas semanas. Ela parou de falar, parou de comer, parou de dormir. Ele voltava para casa da escola, ia para o quarto dele, desenhava e levava os desenhos para ela. Ele fazia chá com torradas e levava para ela em uma bandeja de vime branco. Ele dava uma mordida na torrada, oferecia o prato a ela e dizia:

– Agora é sua vez de comer, mãe. – Ele acreditava que poderia fazer a mãe melhorar, que a saúde dela estava sob seu controle.

– Você não pode fazer ninguém ir embora, Geneen. Da mesma forma que você não pode fazer ninguém ficar. Eles ficam ou vão embora por causa das decisões que tomam, por razões que têm a ver com eles, não por causa de algo que você fez ou deixou de fazer em um determinado dia – disse Maggie, a terapeuta que me atende.

Eu não acreditei nela.

Controle. Uma palavra que os comedores compulsivos ouvem com frequência. Em todas as dietas, em todas as reuniões, em todos os livros. Aprendemos desde muito cedo que uma parte fundamental de nós, a nossa fome, está fora de controle. Aprendemos que, se quisermos ter a aparência e a vida de seres humanos normais, teremos de estar sempre vigiando a selvagem fome interior. Vivemos com medo de comida, com medo de chocolate, *sour cream* e pãezinhos de canela, enquanto acreditamos que, se conseguirmos controlar essa parte de nós, todo o resto se equilibrará. Mas essa crença é apenas uma cortina de fumaça que nos distrai da questão central: as áreas que nunca controlamos e nunca controlaremos. As áreas que têm a ver com amar e ser amado.

Quando ficamos íntimos de alguém, nós perdemos o controle. Perdemos o controle de quanto tempo eles ficam ou se vão embora, como se sentem quanto a nós, como nos sentimos quanto ao que eles fazem ou dizem. Perdemos o controle do efeito que o amor deles tem nas nossas vidas. Ficamos vulneráveis à perda, à dor, à morte.

Uma mulher de 60 anos está sentada no fundo da sala durante uma palestra que estou apresentando. Estamos em setembro, está muito quente e o ar-condicionado quebrou. Quando ela levanta a mão, eu me aproximo e percebo que ela está vestindo um casaco de pele de vison.

– Se eu não comer, vou morrer – disse ela.

– Quanto você pesa? – perguntei.

– Tenho medo de dizer.

– Às vezes, dizer as coisas em voz alta ajuda – sussurra outro participante.

– Eu peso 32 quilos – responde ela.

Seus olhos são globos escuros de miséria, as maçãs do rosto são superfícies planas de ossos que se projetam tão longe do rosto que parecem desvinculados das bochechas.

– Eu parei de comer há 20 anos – diz ela.

– O que aconteceu 20 anos atrás? – eu pergunto.

– Minha filha morreu de leucemia. Eu achei que ia definhar.

Em vez de vivenciar a perda de controle causada pelo amor, muitos de nós escolhemos nos sentir sem controle sobre algo que está sob nosso controle: o alimento que comemos ou deixamos de comer.

A questão do controle sobre nossas ações, nossos sentimentos e o comportamento das outras pessoas é essencial em qualquer compulsão. A falta de controle é o que parece causar a compulsão.

– Quando eu compro uma caixa de chocolates, como dois pedaços e guardo o resto da caixa em uma gaveta. Volto para o meu escritório e, após alguns minutos, ouço o chocolate me chamar. "Marni", ele canta, "Marni, venha me pegar". Eu juro que o chocolate tem uma voz. Eu sei que ele não tem cordas vocais de verdade, mas me chama e eu respondo.

Tenho de comê-lo. Naquele momento, sinto que não tenho escolha - diz a participante de uma palestra.

Quando eu comia compulsivamente, me sentia possuída. Eu queria ser magra, queria amar, queria criar, mas a compulsão queria destruir, devastar, aniquilar. Quando comia compulsivamente, eu não me importava com mais ninguém. Houve momentos em que, se algo ou alguém estivesse entre mim e a comida, eu sentia como se pudesse destruí-lo. Matar alguém. E, quando parava de comer compulsivamente e analisava os danos – a comida que tinha comido, a urgência com que a comi, o completo desprezo por qualquer pessoa que tivesse visto antes ou durante a comilança –, eu ficava assustada. A compulsão parecia ter uma mente própria, uma voz própria, uma vontade própria.

Eu aprendi a temer a minha compulsão da mesma forma que tinha medo da minha mãe quando era criança. Eu a via como alguém que perdia a paciência e, por um momento, uma hora ou um dia, ela virava um tornado que destruía tudo o que estava em seu caminho. Mãos fortes, rosto vermelho, veias pulsantes. Não havia como saber quando ela iria bater em mim, como prever o que a deixaria com raiva. Não havia como me sentir segura. Anos mais tarde, era exatamente assim que eu me sentia em relação à comida. Como muitas pessoas com quem trabalho, transferi o horror que estava fora de mim (meu terror na infância) para o terror que estava dentro de mim. Quando sofremos de compulsão alimentar, recriamos os sentimentos familiares de não termos controle, ficarmos assustados, frustrados e indefesos, mas, dessa vez, os sentimentos são restritos a uma esfera pequena e muito mais segura: o alimento que entra em nossas bocas, o peso que carregamos em nossos corpos.

No mês passado, em uma palestra em San Diego, uma mulher disse que a comida era sua droga e que ela era impotente quanto a isso. E isso a deixava aliviada.

– É bom saber que a comida está fora do meu controle – disse ela.

Bem, eu não acredito nisso.

Eu acredito que ela acredita nisso e que é reconfortante e familiar acreditar nisso, mas não creio que isso seja verdade.

Eu acredito que, em algum momento, muitas coisas estavam fora de controle e que, muito provavelmente, algumas dessas coisas foram muito dolorosas. Talvez elas tenham sido devastadoras. Vamos supor que o pai dessa mulher fosse alcoólatra ou que o irmão abusasse sexualmente dela. Vamos supor que, quando era criança, por algum motivo, ela não era valorizada, não era ouvida, não era tratada com respeito e dignidade. E, sendo uma criança, ela não tinha controle da situação. Faz sentido que, como adulta, ela tente controlar ou evitar o que acreditava ser responsável por essa dor; que, como adulta, se sinta tão familiarizada e atraída pela sensação de estar sem controle que a recrie, mas, dessa vez, em uma situação na qual ela estaria finalmente no controle e, portanto, não vulnerável a decisões, desejos ou humores de alguém que poderia magoá-la, que relembrasse o terror da infância.

Todos nós temos corações partidos. O coração de cada um de nós foi partido pelo menos uma vez por nossas famílias, pela perda ou pela traição de um dos pais. O coração de algumas pessoas foi partido várias vezes, de formas terríveis. Quando o coração de uma criança se parte, algo inefável se quebra, algo que, até aquele momento, era inteiro e inquestionável, e ela nunca mais será a mesma. Passamos o resto de nossas vidas procurando minimizar a dor ou fingir que ela não existe, tentando impedir que ela aconteça novamente, tentando encontrar alguém para nos amar da maneira que nós, como essa criança, precisamos ser amados. Passamos o resto de nossas vidas comendo, bebendo, fumando ou trabalhando para que não tenhamos de vivenciar aquilo novamente, para que nunca tenhamos de sentir a dor insuportável dos nossos corações partidos.

Eu percebo isso nos participantes das palestras. Eles entram na sala com expectativas, esperançosos, defendidos. Querem que eu prove que o que digo é verdade, que vai fazer diferença em suas vidas. Estão furiosos, pois esperam há muito tempo que alguém lhes dê a chave que abrirá suas vidas e permitirá que sejam quem sonham ser. Falamos sobre os padrões de intimidade, de compulsão alimentar, mas somente quando falamos dela e eles se permitem sentir a dor da infância é que seus rostos mudam e eles começam a respirar. Da frente da sala, o momento da mudança é quase tangível. Os olhos se fragilizam, os ombros caem e eu deixo de ser o centro das atenções. Pelo menos nesse momento eles têm exatamente o que precisam: tocaram o âmago de si mesmos. Foram até o momento e o lugar no qual seus corações foram partidos.

Eles levantam as mãos. Uma mulher compartilha a sua história:

> – Eu sou a mais velha de seis irmãos. Meu avô era um alcoólatra grave e minha avó molestava crianças. Embora meu pai não bebesse assiduamente quando eu estava crescendo, ele era muito rígido conosco. Havia muito abuso verbal, não tanto abuso físico, pelo menos que eu me lembre.
>
> "Minha mãe com frequência ficava doente e era internada no hospital, então eu me tornei cuidadora em uma idade muito precoce. Eu fazia os jantares de domingo para todos aos oito anos. Esse era o único momento no qual meu pai me elogiava, então eu cozinhava, limpava e tomava conta das crianças cada vez mais, à espera, como uma esponja seca, de algo para absorver e fazer me sentir útil, válida, como se eu merecesse estar viva."
>
> – Na fantasia guiada por você eu voltei a um tempo na minha vida em que tinha muito medo. Minha mãe era viciada em tranquilizantes. Em uma manhã, ela ia ser internada e eu estava esperando para me despedir dela antes de ir para a escola. Ela tinha feito uma mala e eu estava sentada no sofá a seu lado. A mala estava aberta e eu observava o que ela ia levar. Eu tinha 11 ou 12 anos e encontrei comprimidos costurados nos sutiãs. Encontrei-os em um frasco de perfume vazio, encontrei-os em toda parte. Contei ao meu pai. Bem, ela me olhou como se eu a tivesse dedurado e me mandou para a escola.
>
> "No caminho para casa, parei em nossa igreja para chorar. Não havia ninguém lá. Eu estava tão solitária, achei que minha mãe ia morrer. Achei que ela ia nos deixar, que ela queria nos deixar e eu não conseguia suportar quão terrível era isso. Senti que meu corpo iria se quebrar em um milhão de pedaços, e eu sabia que tinha de ir para casa e cuidar das outras crianças, fazer o jantar."
>
> – Enquanto eu estava sentada lá, uma família chegou para ensaiar um casamento, conversando e rindo, até que a noiva me viu na primeira fila. Ela se virou para o padre e disse bem alto: – Quem

é ela? O que ela está fazendo aqui? – Saí correndo pela porta lateral e corri até minha casa.

"Como parte da fantasia, você disse: 'Agora você, como adulta, pode se aproximar dessa criança e consolá-la. Faça com que ela saiba que é amada', e eu me revoltei por dentro. Minha adulta não queria fazer isso. Lembro-me de sentir algo como 'se eu tiver de cuidar de mais alguém, vou explodir'. Eu cuido das pessoas desde os cinco anos de idade. Agora tenho 35. Tenho três filhos com menos de seis anos, estou no meu segundo casamento alcoólatra, em 'recuperação', mas que luta enorme é atingir um ponto 'normal' depois de dez anos. Estou cansada. Eu quero uma chance de ser irresponsável, infantil, carente, em vez de necessária. No momento em que me sinto assim, começo a comer compulsivamente, porque me sinto egoísta e comer é a única forma que conheço para me entregar e me permitir estar fora de controle."

– Eu faço terapia há dois anos, Al-Anon há um ano e meio. Eu estava começando a me sentir mais livre, mas assim que volto a ter contato com essa criança, eu como compulsivamente de novo.

Uma criança encontra pílulas costuradas nos sutiãs da mãe. A mãe viciada em drogas está tão envolvida em seu próprio mundo, presa em sua própria dor, que não consegue prestar atenção nos filhos. O pai, rígido e abusivo, é a única fonte de amor da criança. Ela descobre que será elogiada, e ser elogiada é a única forma de amor que ela conhece, quando cuida das outras cinco crianças. Ela se casa com dois homens e repete seu papel de cuidadora, porque é o único jeito que conhece de "absorver" amor. Ela cuida de si mesma comendo, apenas comendo, se entregando à comida como deseja se satisfazer no amor, mas comer causa nela um ataque de culpa. Ela se sente egoísta quando come e aprendeu desde muito jovem que ser egoísta não atrai o amor que ela gostaria de ter para não se sentir seca. Ao desejar ser amada, mas também ao querer validar e atender às suas próprias necessidades, ela mantém o controle de todos os aspectos da própria vida, exceto comer. E continua a acreditar que, em seu âmago, há algo de muito errado com ela.

Eu tinha 11 anos quando minha mãe me chamou ao quarto dela para me dizer que iria se divorciar. Eu já sabia havia anos que os meus pais eram muito infelizes e rezava todas as noites para que eles ficassem juntos. Ajoelhada ao lado de minha cama, eu dizia: – Por favor, abençoe mamãe, papai e Howard, e, por favor, Deus, não deixe que eles se divorciem. – Eu não sabia para onde iria, o que aconteceria comigo. Pensei que teria de ir ao tribunal e ficar diante de um juiz, com a minha mãe de um lado e meu pai de outro lado da sala do tribunal. Pensei que o juiz diria que eu teria de escolher qual deles amava mais, com quem eu queria morar, e eu não queria ter de escolher. Eu acreditava que, se eu fosse com o meu pai, a minha mãe não me amaria mais, mas, se eu fosse com a minha mãe, o meu pai continuaria a me amar. Eu queria ir com o meu pai, porque era mais fácil viver com ele e porque me sentia amada, mas não queria perder a minha mãe.

No dia em que minha mãe me disse que queria o divórcio, comecei a chorar.

– O que vou fazer? Para onde irei? – perguntei.

– Você só pensa em si mesma. Você nunca pensa nos sentimentos dos outros? – disse ela.

Eu parei de chorar imediatamente, envergonhada. – Sinto muito, mamãe. Eu não quis dizer isso.

– Vá para o seu quarto – disse ela.

E eu fui. Era uma noite de quinta-feira e eu assisti ao *A feiticeira*. Olhei para as curvas no teto de gesso. Quando eu ouvi a chave girar na porta da frente, desci as escadas e encontrei meu pai enquanto ele tirava o casaco.

– Mamãe disse que vocês vão se divorciar – eu disse.

– Vamos o quê? – disse ele, rindo.

– Se divorciar. Por que você está rindo?

Sem me responder, ele subiu as escadas e abriu a porta do quarto deles.

No dia seguinte, minha mãe não disse nenhuma palavra sobre o assunto e eu não fiz nenhuma pergunta.

Quando minha mãe se irritava comigo, ela dizia que eu era egoísta, e isso significava que eu pensava primeiro em mim mesma, em vez de pensar nela ou no meu irmão. Ser egoísta era o mesmo que ser ruim. Ser egoísta devia ser a razão pela qual ela não me amava, eu pensava. Cresci com a crença de que eu não seria amada se pensasse em mim.

Comer era uma maneira de me dedicar a mim mesma. Eu não tinha de pedir permissão a ninguém para comer três pacotes de *cupcakes* de laranja com um rabisco branco no meio. Ninguém conseguia perceber que eu os queria, ou a qualquer coisa, para mim.

Em uma tarde, eu estava passando pelo quarto dos meus pais e ouvi meu irmão chorar. Ele estava conversando com meu pai.

– Eu comprei dois pacotes de Hostess Sno-Balls com meu próprio dinheiro, um para mim e um para Geneen, e agora eles sumiram. Você comeu os dois, não é?

– Eu devo ter comido, Howard, e peço desculpas. Não sabia que você os estava guardando – disse meu pai.

Fui para o meu quarto na ponta dos pés. Levei 20 anos para dizer ao meu irmão que eu, e não meu pai, havia comido os dois pacotes.

Quando eu era muito nova, aprendi a não ter controle em relação à comida e a ter controle em relação às pessoas. Esta é, de fato, a relação que muitos compulsivos têm com a comida. Tudo o que acreditamos não ser *permitido* em nossas vidas, com as pessoas, em nosso trabalho, nos permitimos com alimentos: comemos o que for maior, guardamos o melhor para nós mesmos, pegamos mais do que precisamos, gastamos dinheiro e não pensamos nos outros. Permitimo-nos ter exatamente o que queremos. Quanto ao resto de nossas vidas, estamos sempre em uma dieta rígida de sentimentos, porque todos nós aprendemos, em algum ponto de nossas vidas, que para sermos amados não podemos nos revelar. Para sermos amados, não podemos pedir o que desejamos.

Começamos a definir o amor como algo ilusório, algo que só conseguimos obter ao fingirmos ser alguém diferente. Aprendemos desde cedo a nos moldar à nossa imagem de criança perfeita, a que imaginamos que receberia todo o amor que, em nossas imperfeições, não recebíamos. Quando comemos, nos sentimos vitoriosos e desesperados. Vitoriosos porque é a nossa maneira, talvez a única, de sermos nós mesmos, e desesperados porque sermos nós mesmos nos distancia mais e mais do que desejamos mais do que tudo: sermos amados. Nós praticamos e nos tornamos especialistas em sermos outra pessoa, mas, por baixo da armadura, temos o conhecimento terrível de que a pessoa que éramos, a que realmente éramos, não era digna de ser amada.

Todas as vezes que comemos compulsivamente reforçamos a crença de que a única maneira de obtermos o que desejamos é conseguir por nós mesmos e de que, a menos que estejamos no controle do nosso sustento, passaremos fome. Ao mesmo tempo, e especialmente porque é uma maneira de obtermos as coisas por nós mesmos, comer compulsivamente dispara mensagens antigas de que somos maus por termos necessidades e ainda piores quando as satisfazemos. Isso passou a simbolizar tudo o que há de errado conosco: o fato de termos necessidades e de termos a arrogância de efetivamente atender a essas necessidades sozinhos. Toda vez que usamos a comida de forma compulsiva nós alimentamos o desespero de aprender que atender às nossas necessidades significa que nunca, nunca seremos amados.

Nesse contexto, comer compulsivamente é uma afirmação do espírito humano. É a nossa maneira de dizer: "Você não pode me vencer. Embora eu esteja vulnerável e acredite que preciso do seu amor e possa mudar o que digo e o que faço para agradá-lo, há uma parte de mim que permanecerá intacta, não importa o que aconteça. Essa parte de mim não pode ser comprada ou vendida, mas sabe que é digna de amor, prazer e satisfação. Essa é a parte de mim que come".

E é verdade.

Quando vivemos em ambientes nos quais aprendemos que não seremos amados se expressarmos nossa humanidade, sejamos crianças ou adultos, nós nos adaptamos. Aprendemos a fingir que somos pessoas diferentes, mas, o tempo todo, uma voz forte grita a verdade e, como não damos ouvidos, ela usa o alimento como linguagem. Ser controlado resulta estar fora de controle... De alguma coisa: comida, trabalho, sexo, drogas. Também é resultado de uma necessidade de controlar o que acreditamos que não receberemos, a menos que controlemos como receber. O amor, por exemplo.

Seis meses atrás, por sugestão minha, Matt e eu planejamos uma viagem de fim de semana em uma pousada. Três dias antes da viagem, Matt disse que um grande amigo o havia convidado para sua festa de aniversário de 40 anos em Chicago.

– Eu gostaria de ir – disse Matt. – Parece ótimo. Quando é? – perguntei. – É na noite do nosso último dia de viagem. Eu precisaria sair de manhã cedo – respondeu ele.

Meu corpo congelou. Eu disse a ele que não estava feliz com a ideia. Em meio a lágrimas, falei que ele mudava os planos que fazíamos, que aquele deveria ser o nosso momento especial juntos e que eu não conseguia acreditar que ele queria cancelar um dos três dias de viagem para ir à festa de um amigo que ele não via há um ano.

O corpo dele congelou. Ele me disse que não aceitava que eu não estivesse feliz com a ideia e que, embora fosse verdade que ele sempre mudava os planos, gostava de ser flexível e não via nada de errado nisso; que tudo tinha de ser sempre do meu jeito, caso contrário, eu ficava com raiva. Afinal, onde estava o espaço dele?

Essa foi uma das nossas brigas mais comuns: eu me planejo com base no que Matt e eu decidimos, e, em seguida, ele quer mudar os planos e eu fico magoada, decepcionada, irritada.

Eu me lembro de quando estava no colegial e estava praticando para tirar minha carteira de motorista. Minha mãe e eu gostávamos de marcar um horário para dirigir, e eu ia para casa direto da escola e esperava por ela. Cerca de meia hora depois do horário marcado, o telefone tocava. Ela me dizia que não poderia ir. Se eu reagisse, ela ficava com raiva. Ela dizia que precisava de um tempo sozinha e que eu sempre queria as coisas do meu jeito.

Naquele ano, meu namorado Sheldon morreu de câncer. Passei dias escrevendo seu nome em tudo: em meus braços, minhas pernas, em meu dever de casa. Eu chorava o dia inteiro, até dormir. O Sr. Benson, meu professor de digitação, deixava uma caixa de lenços de papel na minha carteira durante as aulas de segundas, quartas e sextas-feiras. Minha amiga Carolyn e os pais dela iam para um cruzeiro durante as férias de inverno e me convidaram para ir com eles. Eu queria ir. Minha mãe ia para a Flórida e me convidou para ir com ela, mas disse que não se importava se eu fosse para o cruzeiro ou para a Flórida.

Eu achava que, se desistisse de ir ao cruzeiro para ficar com minha mãe, ela certamente perceberia quanto eu a amava e queria a sua atenção. A minha suposição tácita foi a de que, se eu me aproximasse, ela acabaria se aproximando de mim.

Se eu desistir do que quero fazer, você desistirá do que quer fazer.

Controle.

Sob a ideia de "se eu desistir do que quero fazer" está a crença de que não é permitido/não se pode fazer o que se quer. Cuidar de si mesmo é errado. Ter necessidades é ruim. Sustentá-las é pior. Uma pessoa amorosa pensa nas outras em primeiro lugar. Uma pessoa amorosa pega o menor biscoito. Isso significa que, para nos sentirmos amados um dia, temos de contar com alguém para receber esse amor. E, assim que começamos a confiar em outras pessoas para nos sentir completos, percebemos a necessidade, a urgência, de controlar o que elas fazem e dizem. O reflexo de nós mesmos em seus olhos se torna crucial. Elas devem nos amar de uma forma peculiar, dizer as coisas de uma maneira especial, nos amar da maneira que amaríamos a nós mesmos, se isso nos fosse permitido. Elas devem se tornar o que nós definimos como sendo amoroso para que saibamos que somos amados. Elas devem fazer tudo o que nossos pais não fizeram.

Se acreditarmos que não merecemos e, portanto, não oferecermos reconhecimento, respeito e carinho a nós mesmos, tentaremos conseguir tudo isso das outras pessoas, mesmo que tenhamos de nos humilhar no processo. Nós damos com a finalidade de receber. Fazemos as coisas por conta dos efeitos que podem causar. Tentamos manipular, ser coniventes ou controlar as outras pessoas para que elas nos ofereçam o que acreditamos que não podemos proporcionar a nós mesmos. Tornamo-nos o que geralmente chamamos de "controladores".

Matt não estava seguindo as regras, e foram necessárias muitas brigas para descobrirmos exatamente quais eram essas regras.

Durante um ano e meio depois de nos conhecermos, eu não planejei nada que não o incluísse nas noites em que poderia estar com ele, porque eu queria que ele fizesse o mesmo. Porque não queria ser abandonada. Porque a única maneira que eu conhecia para conseguir o que desejava era desistir do que queria e esperar que alguém o oferecesse para mim. E o que eu queria saber, com uma convicção tão inabalável quanto a sequoia de Sally, que tem um tronco de quase quatro metros de diâmetro e folhas que cortam as nuvens, de uma vez por todas era que sim, Geneen, sim, você tem o direito de precisar, querer, pedir, ter. Você não precisa mais se envergonhar. Você pode florescer agora, está tudo bem.

Durante muitos anos, eu pensava que ser magra me daria essa sensação. Isso não aconteceu. Então eu acreditei que publicar livros o faria. Os livros não o fizeram. Mas eu percebi que, naturalmente, objetos não conseguem fazer isso, mas pessoas sim. Quando eu conheci e me apaixonei por Matt, a expectativa implícita era de que ele me salvaria de mim mesma, da minha autodepreciação, da angústia que sentia em ser quem eu era, da angústia em relação a tudo o que eu era, mas não queria ser.

Matt não estava seguindo as regras. Ele não poderia me salvar de mim mesma, da minha vivência de apanhar quando pedia o que queria, da falta de vontade de começar a cuidar de mim no momento presente.

Recebi ontem esta carta:

> "Sou uma estudante universitária de 19 anos. Sempre me protegi das emoções e sensações ligadas à intimidade, porque primeiro eu achava que era gorda, e acabei ficando gorda durante o ensino fundamental e o ensino médio.
>
> Perdi 18 quilos no verão passado e cheguei na faculdade pronta para uma vida nova. Esbarrei com um velho amigo na primeira noite da faculdade e acabamos nos beijando.
>
> Eu gostei, gostava dele e de estar perto dele. De repente, cessei nosso contato, mesmo gostando dele. Fiquei muito confusa depois disso. Tivemos outro encontro duas semanas depois. Finalmente me senti completa, com um prazer verdadeiro, mas logo antes do sexo eu quis parar.
>
> Eu não sei por que *não consegui me entregar* (grifo meu). Comecei a engordar quando o que realmente queria era contato humano. Contato do qual eu me privei. Pode ser que, depois de tantas experiências com comida, eu tenha pensado que não seria capaz de ter o suficiente.
>
> Nos três meses seguintes engordei 13 quilos.
>
> Não consigo parar de pensar que estou sozinha, que tudo o que eu quero é amor e proximidade. Não consigo parar de me encher de comida. Assim como o que mais quero é intimidade, me sinto a pessoa menos digna dela, porque agora sou gorda e pouco atraente. Também estou defendida. Por favor, Geneen, você pode me ajudar?"

Será que posso ajudar? Só se ela estiver disposta a analisar por que tem medo de se aproximar, pois não é seu peso que faz com que ela se sinta gorda e não atraente; a proximidade e o prazer são tão aterrorizantes, que ela usa o peso para se distanciar. Enquanto se sentir gorda, ela terá uma desculpa para não ter intimidade. Ela poderá culpar o peso pela solidão. Sem o peso extra, não haveria barreiras entre ela e outra pessoa.

A questão permanece: por que ela tem medo da proximidade? Quais foram as primeiras experiências dela em amar e ser amada? O que aconteceu que a tornou tão assustada?

Temos medo de intimidade porque *nossas experiências íntimas foram assustadoras*, não porque somos incapazes de amar. Para amarmos profundamente a nós mesmos ou a qualquer outra pessoa, devemos examinar primeiro por que temos medo. Devemos voltar ao início, reviver (ou talvez nos permitirmos sentir pela primeira vez, já que afastamos esses sentimentos quando eles surgiram) a raiva, a mágoa, o medo, a traição, a perda de como foi ser a criança que éramos, uma criança em nossa família de origem. Mas, dessa vez, com um sistema de apoio – um terapeuta, amigos, um grupo de apoio concentrado nos nossos problemas especificamente –, que nos respeitará, nos absorverá, nos amará por nossos sentimentos, em vez de nos negar, nos ignorar ou nos punir por causa deles. Então, e só então, poderemos nos curar e seguir em frente.

Um refrigerador não pode partir meu coração.

Mas Matt pode.

Pelo menos foi nisso que eu acreditei até hoje. Eu o tratei como se ele pudesse me quebrar em duas, e tivesse de me certificar de que ele não o faria. Como se meu trabalho fosse proteger as paredes dele do desmoronamento, de modo que as minhas permanecessem intactas.

Quando crianças, acreditamos estar no controle da dor nas nossas vidas, porque a verdade, ser indefeso em meio a paredes em ruínas, é demais para aguentar, é esmagadora. Se tivéssemos nos permitido sentir a realidade da situação, poderíamos ter sido incapazes de andar, falar e até viver normalmente. Poderíamos, literalmente, ter perdido a cabeça. Portanto, nos esforçamos para fazer jantares de domingo, para levar a torrada das nossas mães em bandejas de vime branco. Criamos para nós mesmos a ilusão de poder em um ambiente no qual, se não fosse assim, seríamos impotentes.

Entretanto, o que era suficiente para nós quando crianças impede o nosso crescimento enquanto adultos. Se continuarmos a acreditar, como eu acreditei, que podemos estar no controle do início e do fim de tudo, ficaremos constantemente frustrados, decepcionados e confusos. Não haverá um amor que satisfaça nossas almas em nossas vidas. Ao viver sob a ilusão de um poder que nunca foi e nunca será nosso, perdemos totalmente a oportunidade de ter o poder que não tínhamos quando crianças e que temos enquanto adultos: o de cuidar bem e amarmos a nós mesmos, nos fazermos felizes. Não é a nossa função ser responsável por ninguém além de nós mesmos.

Quando sonhava em estar com um homem, da adolescência até os 30 anos, eu me via sendo carregada, consolada e curada por ele.

Não foi o que aconteceu. Na verdade, foi o oposto. Ser amada por Matt fortaleceu as minhas formas de me sentir completa e agravou o vazio.

Ser amado no presente traz à tona todas as maneiras pelas quais não fomos amados no passado. Nenhuma intensidade de amor no presente, nenhuma pessoa, nem o amor de dez mil pessoas vai compensar ou curar a dor das traições do passado, assim como a compulsão de hoje devido à privação no passado ou à privação futura não compensa a quantidade de vezes que dissemos a nós mesmos: "Você não pode ter isso, você é gorda e feia". A única garantia contra repetir a dor do passado é nos permitirmos senti-la totalmente e liberá-la no presente.

Nós nunca mais seremos crianças. Ninguém nem nada poderá nos magoar desse jeito novamente. Só as crianças são indefesas e totalmente dependentes das pessoas ao seu redor para protegê-las, respeitá-las e amá-las.

Quando permitimos que nossos corpos ou nosso peso interfiram na qualidade da intimidade em nossas vidas, quando nos sentimos muito gordos para recebermos carinho em nossas coxas ou barrigas, quando nos sentimos muito feios para sermos vistos com as luzes acesas, estamos tentando nos proteger da dor. De novo. Mas a dor da qual nos protegemos não pertence ao presente nem ao futuro. Tentamos nos proteger de sentir uma dor que não tem nada a ver com as nossas vidas agora. Sem parar, pelo resto das nossas vidas, tentamos nos proteger dos sentimentos do passado e, assim, nunca nos permitimos merecer o presente.

Matt e eu desmontamos o escritório de Lou Ann. Primeiro retiramos os leques chineses da parede. Passamos nossos dedos ao longo das linhas delicadas das árvores douradas. Em seguida, pegamos o relógio de cerâmica, as canetas-tinteiro, os brincos na tigela em forma de coração. Matt disse que gostaria de manter o relógio no escritório dele e o colocou delicadamente ao lado da porta. Nós jogamos as canetas na lixeira, colocamos os brincos em uma caixa para a mãe de Lou Ann. Quando abrimos a agenda no marcador de plástico transparente, vimos que o marcador estava no mês de abril. Lou Ann morreu em 18 de abril. Havia uma lista de coisas que ela queria fazer: ligar para Dougie, recitar mantras, respirar com facilidade usando o oxigênio. Matt derramou lágrimas na página e borrou a palavra "oxigênio". Ele me pediu para abraçá-lo por um momento e, quando o fiz, ele soluçou. Quando ele parou, continuamos a guardar os objetos, descartar tudo. A mesa, as prateleiras, os cartões. Em três horas e meia o escritório foi embalado em um baú e três caixas.

– Vamos colocar tudo isso no armário. Eu não quero banir Lou Ann para a garagem – disse Matt. Três meses depois, por sugestão dele, mudamos as caixas e o baú para a garagem.

Quanto a mim, estou no processo de desmontar o meu quarto de infância. E, com isso, todos os sentimentos que enfrento, choro e descarto, todas as memórias do medo, todas as experiências de perda, as paredes desmoronam.

E eu me liberto.

capítulo 3

O conforto do sofrimento

Quando me apresentei a Matt, sabia que estava me apresentando a um homem que tinha perdido um amor para o câncer. Eu sabia disso porque ele contou a história quando assisti à sua palestra no dia anterior. Sabia que ter um relacionamento com ele não seria fácil, mas eu não estava à procura de facilidade.

Eu crio drama onde não existe. Sinto-me à vontade no caos. Prospero na intensidade.

Eu fico frenética, nunca preocupada.

Eu fico em êxtase, nunca contente.

Eu fico arrasada, nunca infeliz.

E eu aprimorei a arte do sofrimento.

Estar com alguém cujo amado morreu de câncer é um grande drama. Coisa de novelas, como *Dr. Kildare* em "Tyger, Tyger".

Quando eu estava no segundo grau do colégio, assisti a Yvette Mimieux e Richard Chamberlain em um especial de dois episódios do programa *Dr. Kildare*, no qual Yvette era uma loira surfista da Califórnia com uma epilepsia tônico-clônica e Richard era o médico bonito e amável que foi chamado para resgatá-la. Apesar de se amarem, ela continuou a surfar e, por fim, durante uma convulsão e com as palavras do poema "Tyger, Tyger", de William Blake ao fundo, Yvette morreu.

A combinação de paixão e luto me atraiu. Decidi que queria ser Yvette Mimieux. Com o cabelo, o corpo e o estilo dela, seria tão bonita que nunca mais ficaria solitária novamente. Eu seria popular entre as garotas e desejada pelos rapazes. Meu telefone tocaria constantemente. Teria uma risada que provocaria eco, um sorriso irresistível. Eu não perderia tempo com os garotos da minha turma, os que me atormentavam por causa do meu rosto redondo, porque homens como Richard Chamberlain se apaixonariam por mim. E, se não fosse Richard Chamberlain, raciocinei, certamente seria o porteiro do cinema Squire, meu galã na época: Mike Howard.

Yvette Mimieux era uma surfista loira e esbelta. Eu era corpulenta, tinha cabelos castanhos e estava na primeira série do ensino médio. Borrifei clareador nos cabelos para deixá-los loiros, sem saber que o peróxido transformaria a cor castanha em verde fluorescente. Fiz uma dieta de ameixas e almôndegas para ficar esbelta. Coloquei uma foto de Yvette na geladeira para que, toda vez que eu fosse tomar sorvete, visse suas pernas de 1,70 metro no corpo de 1,73 metro dela. Eu queria essas pernas e isso era um problema. No meu corpo de 1,57 metro, minhas pernas tinham uma participação mínima. Não que elas não fossem avantajadas (meu irmão me chamava de coxuda), só que eram muito curtas.

Após passar duas semanas de cabelo verde e pernas curtas, decidi que estava sendo superficial e mesquinha. Eu não precisava de cabelos loiros e pernas longas para ser Yvette Mimieux, precisava ter epilepsia. Uma epilepsia tônico-clônica. Foi isso, afinal, o que levou Dr. Kildare para a vida dela. Foi isso o que tornou o amor deles tão precioso e a levou para uma morte glamorosa. A revirada dos olhos dela ao surfar nas ondas, a chegada tardia de Dr. Kildare na cena. O corpo dela, sem vida, trazido pelo oceano enquanto o rosto dele brilhava com lágrimas de angústia. Eu queria alguém para cuidar de mim como ele cuidou dela.

Para isso, eu pratiquei ter crises epilépticas. Pratiquei revirar dos olhos e cair no chão sem rachar meu crânio. Defini o cenário da minha atuação. Eu disse às minhas amigas Claudia e Bunny que tinha epilepsia e chamei Bunny para assistir a *Khartoum* comigo no teatro Squire. Quando Mike nos viu, ele se aproximou para nos cumprimentar e, no meio do nosso debate sobre a prova de estudos sociais, revirei os olhos e caí graciosamente. Ele me pegou e me levou para uma cadeira.

– Ela acabou de descobrir que tem epilepsia tônico-clônica – Bunny sussurrou para Mike. Ele pegou o papelão da embalagem de um chocolate Baby Ruth e o colocou na minha boca para que eu não engolisse a língua, mas, depois de mais dois ataques, a mãe de Mike o proibiu de me encontrar de novo.

Na segunda e na terceira séries, minhas amigas e eu gostávamos de passar noites juntas passando trote em nossos namorados. Susan ligava para meu namorado e dizia:

– Você viu Geneen esta noite? – Como eu estava sentada ao lado de Susan naquele momento, ele respondia que não. Em seguida, Susan dizia: – Estou tão preocupada. Ela saiu daqui muito chateada e tenho receio de que ela tenha sofrido alguma espécie de acidente. Você pode me ligar quando souber dela?

Esperávamos que a perspectiva da nossa morte iminente atiçasse o ardor dos nossos namorados. Quando eles confrontavam a possibilidade de nos perder, tínhamos certeza de que iriam perceber quanto nos amavam.

Durante os primeiros seis meses nos quais viajei como líder das palestras Breaking Free, eu chamava meu amigo Lew para almoçar comigo um dia antes da minha partida. Dirigíamos na Pacific Coast até o Café Davenport. Se fosse inverno, observávamos o oceano em busca dos esguichos das baleias cinzentas. Se fosse primavera, contávamos a variedade de flores silvestres que cresciam na encosta e comentávamos sobre os lírios que cresciam em um círculo perfeito ao redor do café. Enquanto Lew comia seu último pedaço da sobremesa, eu dizia:

– Vou dar uma palestra amanhã. Se o avião cair e você nunca mais me vir novamente, o que você gostaria de me dizer hoje?

Na primeira vez em que perguntei, Lew me olhou assustado.

– Ah, Geneen, eu não consigo imaginar o avião caindo – disse ele.

– Mas pode acontecer. Sempre pode acontecer – respondi. – Você tem de viver como se fosse morrer amanhã e não deixar nada inacabado. Você quer que eu saiba de algo que ainda não me contou?

– Eu amo você – disse ele. – Significa muito para mim estar assim tão próximo a você. Eu não tinha uma amiga como você há muito tempo. Você sempre me procura, não me deixa sair impune quando não entro em contato e me sinto bem com o comprometimento que tenho com relação a nós.

Seus olhos, da cor do xisto molhado, se encheram de lágrimas quando ele segurou as minhas mãos.

– Eu sentiria tanto a sua falta se você morresse.

Quando pensei na fuselagem do avião em chamas, na minha família me procurando entre os destroços, nos meus sapatos de lamê dourado, nos meus óculos em forma de coração, eu também chorei.

– Não quero morrer – sussurrei para Lew.

Na segunda vez em que fomos ao Café Davenport, pedi um sanduíche de abacate com queijo e torrada de trigo integral e Lew pediu uma lasanha. Enquanto eu pegava o último pedaço da torta de nozes dele, perguntei se havia algo que ele gostaria de me dizer se o avião caísse no dia seguinte e eu morresse.

Seus olhos ficaram embaçados como a névoa matinal da praia.

– Eu amo você e fico feliz por você ser minha amiga. Você tem sido maravilhosa.

Na terceira vez em que fomos ao Café Davenport, pedi o sanduíche de abacate com queijo e ele pediu lagostins. Enquanto eu pegava o chocolate da sobremesa de biscoito dele, perguntei a ele se havia algo que precisava me dizer, pois eu poderia morrer no dia seguinte.

– Três coisas – disse ele. – Número um: você poderia deixar para mim sua coleção de discos? Número dois: seja lá para onde você for quando morrer, me procure daqui a 30 anos. Eu vou usar uma rosa vermelha no meu smoking. E número três: você não pode viver assim, Geneen. Você não vai morrer amanhã. Isso é muito, muito intenso, emoldura todos os seus pensamentos, todos os sentimentos e não permite que você dê uma folga a si mesma ou às pessoas ao seu redor.

Eu queria viver como se fosse morrer no dia seguinte. A combinação de paixão e luto me encantava.

Quando eu já conhecia Matt há dez meses, consultei um médico por causa da dor no meu lado direito e as erupções cutâneas que a acompanhavam. Ele me disse que eu tinha herpes e que ela era causada por um vírus, mas que o estresse era considerado um gatilho e que eu provavelmente sentiria dores durante um período de três meses a um ano.

A dor parecia canivetes que rasgavam os meus ossos. Eu queria me jogar contra a parede e me enterrar no concreto para que ela parasse. Fiquei furiosa por estar doente. Eu não queria parar de escrever, dançar, passear, liderar palestras. Eu não queria ser como Lou Ann, e ainda assim eu queria *ser* Lou Ann. Se eu ficasse doente como Lou Ann, talvez ele me amasse como a amava, com urgência e paixão. Sabendo que eu poderia não estar lá para sempre, não haveria por que se abster de qualquer coisa, amor, carinho.

Quando conversei com Sara sobre como Matt deve ter amado Lou Ann, ela dizia:

– Mas ela morreu, Geneen. Ela morreu. Você está *viva*. O amor dele por ela está misturado à tristeza e ao medo. Você realmente quer que ele a ame desse jeito? Você não preferiria que ele a amasse de um lugar dentro dele que fosse feliz?

Sim, mas...

Isso não significaria que ele me amaria menos?

Isso não significaria que ele prestaria menos atenção em mim?

Isso não significaria que seríamos como os casais que amavam todos os pequenos detalhes um do outro (a curva do pescoço, o espaço entre os dentes) e, ao longo dos anos, passavam a odiar aquelas coisas que um dia amaram?

Eu não quero ser um daqueles casais que jantam no restaurante em silêncio total.

– Eu prefiro ficar doente – digo a Sara.

– Você está dizendo que preferiria morrer por amor a viver com as brigas, os resfriados e as banalidades da vida cotidiana? – pergunta ela.

Não, prefiro morrer a viver como meus pais.

Ela bebia Dewar's com gelo e casca de limão. Ele não dizia nada. Ela usava drogas. Anfetaminas para emagrecer, barbitúricos para dormir. Ele não dizia nada. Ela gritava com ele, conosco, com o cão. Ele não dizia nada. Ela implorava. "Eu sou bonita?", ela perguntava a ele. Ele não dizia nada. Ela chegava em casa às 4h30 da manhã, com a roupa amarrotada, manchada de batom. Ele não dizia nada. No jantar de Ação de Graças, ela jogou um prato de recheio no rosto dele. Durante uma briga com meu irmão, ela atirou uma faca na sala. Quando estava com raiva de mim, ela me arrastava para o quarto pelos cabelos. Ele não dizia nada. Aos domingos, quando íamos para o Steak Joint na rua Bleecker, eles comiam sob um silêncio mortal.

Minha mãe estava morrendo por amor e matando tudo ao seu redor. Meu pai não dizia nada.

A vida que eu conhecia quando criança era uma loucura emocional extremamente intensa ou absolutamente calma. Ou minha mãe ficava em casa e se sentia infeliz ou não havia ninguém em casa. Parecia haver apenas duas opções: viver no caos ou ser abandonada.

Em vez de reviver a minha infância, eu recriei a vida da minha mãe, me arriscando constantemente em uma tentativa desesperada de chamar a atenção dos meus parceiros.

Mesmo quando eu já tinha essa atenção.

Como uma forma de se apresentarem, eu peço aos participantes da palestra para criarem uma etiqueta de identificação. Em um canto do papel, eles devem escrever como imaginam que seriam suas vidas se a comida não fosse um problema. Muitos deles escrevem "chata". Quando eu os questiono a respeito, eles dizem que não saberiam o que fazer com o tempo, que a vida seria monótona e sem emoções.

Eles dizem: – Quando como com pressa (você sabe o que eu quero dizer), quando não fico satisfeito, é questão de vida ou morte colocar um pedaço de chocolate na boca naquele instante, isso faz parte de uma sensação entorpecente, maníaca e emocionante. Gosto dessa sensação. Gosto de me sentir vivo. Sem esse vaivém que gira em torno da comida, a vida seria mais calma, mas acho que também seria chata.

E eles continuam: – Ganhar e perder peso, estar sempre de dieta, é como estar em uma montanha-russa emocional. Em alguns dias, estou muito feliz e, em outros, me sinto no inferno, mas pelo menos eu *sinto* alguma coisa. Não consigo imaginar como minha vida seria se a comida não ocupasse o meu tempo.

Não há nada de monótono na compulsão alimentar. Ou você está se odiando por estar muito gordo, atordoado com a perspectiva de emagrecer, ou está pronto para se destruir ao comer compulsivamente. O caos, a intensidade e o drama são normais no dia a dia de um comedor compulsivo. O sofrimento é uma forma de estar no mundo.

É como se simulássemos a relação entre pais e filhos dentro de nós mesmos quando comemos. Se o que ouvimos ou achamos que ouvimos quando crianças foi que éramos maus e, portanto, merecíamos o que acontecia conosco, traduzimos isso ao comer até ficarmos tão desconfortáveis que não conseguimos nos mover. Não é incomum alguém que não sofre de compulsão alimentar pensar que é inconcebível comer tanto a ponto de ficar extremamente infeliz. Por que alguém iria querer comer tanto assim? Qual é o propósito? A questão não é o sabor, a textura ou o cheiro da comida; comer em excesso é um meio de nos oferecer o que acreditamos que merecemos.

A compulsão alimentar é uma reencenação dramática do sofrimento e/ou da violência que testemunhamos nas nossas famílias quando éramos crianças. Nossa relação com a comida é um microcosmo de tudo o que aprendemos sobre amar e ser amado, sobre a nossa autoestima. É o palco no qual revivemos nossa infância. Se abusaram de nós, nós abusaremos de nós mesmos através da comida. A intensidade da nossa violência, abuso e autopunição é proporcional à intensidade da violência, abuso e punição que recebemos. Aprendemos a fazê-lo com base no que sofremos.

Na página de um diário:

10 de outubro de 1978

Hoje eu comi:
1/3 de um pacote de cream crackers .... 100 calorias
1 salada com molho.. 300 calorias
50 gramas de chocolate de alfarroba .... 200 calorias
1 biscoito... 75 calorias
100 gramas de granola .... 300 calorias
4 colheres de sopa de manteiga de castanha de caju.. 300 calorias
1 litro de suco de maçã .... 300 calorias
1/2 pão integral .... 250 calorias
5 colheres de sopa de húmus...................................... 300 calorias
1 sorvete .... 400 calorias
1 maçã... 76 calorias
1 barra de caramelo.. 200 calorias
1 pacote de biscoitos de arroz integral .... 200 calorias
1 colher de sopa de manteiga de amendoim................ 75 calorias
2 litros de sorvete de baunilha .... 2.000 calorias

Total de calorias do dia: 5.176

Onze de outubro de 1978, às 3 horas: acordo com uma imagem de mim mesma cortando em pedacinhos cada órgão do meu corpo. A cada ataque, eu digo: "Muito bem, mais uma vez, mais forte". Quero me destruir. Quero comer até morrer. A dor parece ser tão digna. É a única maneira de me sentir à vontade. Sem dormir, comendo descontroladamente, chegando ao limite; isso me faz sentir bem. Quero entrar no meu carro e ir para Albertson. Às 3 horas. Luzes brilhantes. Chupar sorvete. Ficar totalmente louca e me jogar no oceano. Livrar-me de mim mesma. Odeio a criatura que sou.

Muito bem, mais uma vez, mais forte.

Recebi esta carta:

"Mil calorias por dia parecia coisa demais para se comer, então, quando descobri que uma caloria é, na verdade, uma quilocaloria, multipliquei tudo o que eu comia em um dia por cem e fiquei enojada de ver quanto eu comia. Comecei a comer porções cada vez menores e finalmente cheguei a menos de cem calorias por dia. Corria oito quilômetros, fazia musculação, fazia duas aulas de aeróbica diariamente. Tenho 1,76 metro e pesava 45 quilos."

Muito bem, mais uma vez, mais forte.

"Quando eu quis jogar futebol na equipe feminina da faculdade, o médico me disse que eu tinha de pesar 55 quilos. Então eu engordei 22 quilos. Agora eu não consigo parar de comer."

Na mesma carta, ela diz:

"Minha mãe abandonou nossa família de cinco pessoas quando éramos bebês. Meu pai morreu de alcoolismo, o médico disse que ele tinha perdido o fígado."

Sem mãe e com um pai alcoólatra, não havia consistência, solidez nem chão. Sem mãe e com um pai alcoólatra, não havia ninguém para apoiá-la, não havia segurança para que ela expressasse seus sentimentos, então ela não o fez. Ela criou um palco no qual podia limitar e dramatizar seus sentimentos, e o palco ganhou o nome de "Meus problemas com alimentação".

A obsessão pela comida nos dá um lugar seguro no qual podemos inserir todos os nossos sentimentos de decepção, raiva e tristeza. Enquanto estivermos obcecados pela comida, sempre teremos um motivo concreto que explique a nossa dor. Todas as mágoas podem ser rastreadas, como disse uma mulher: – Até o Benedict Arnold na minha vida: a comida.

A maioria de nós se torna tão hábil em negar ou minimizar a dor que acreditamos que nossos problemas com comida são relacionados apenas à comida. Acreditamos que a nossa relação com a comida e com os nossos corpos é a única área de nossas vidas que nos faz sofrer constantemente. Portanto, ao resolver isso, todo o resto funcionaria sem problemas.

Eu ouço isso em todas as palestras. As pessoas acreditam nisso com uma convicção e uma dedicação tão extrema que, quando digo que não é verdade, os participantes começam a reclamar que as cadeiras são desconfortáveis, que a sala está quente ou fria, que eles pagaram para chegar até aqui, por que eu não vendia moletons do tamanho deles? Se for verdade que a dor da vida deles não é relacionada ao peso, ao que será?

Para muitos de nós, a única coisa que nos separa dos anos de dor acumulada e preservada é a nossa obsessão pela comida. Em vez de reconhecermos a dor que nos atira novamente à obsessão, acreditamos inconscientemente que, já que a comida salvou a nossa vida uma vez, ela irá salvá-la novamente.

A última vez em que falei com a minha avó materna foi uma semana antes de ela ser hospitalizada e duas semanas antes de morrer. Foi no ano em que ganhei 25 quilos, passava por dificuldades, havia deixado a escola, trabalhava como empregada doméstica e lavando louça. Minha avó disse:

– Eu acho ridículo que você não faça nada de útil, você não serve para nada, é uma sanguessuga. Foi para isso que o seu pai pagou a faculdade? Para ser uma empregada? Estou terrivelmente decepcionada com você e tenho certeza de que não sou a única.

Eu queria dizer "vá para o inferno" e desligar o telefone. Em vez disso, fiquei com um nó na garganta e sussurrei: – Eu tenho que ir agora. Tchau.

Quando minha avó conheceu meu pai, ela levou minha mãe para um canto e disse:

– A maioria das pessoas tem 32 dentes na boca, como é que ele tem 64? – Quando nossa família se reuniu para as férias de primavera, eu ouvia minha avó falar de mim através da parede de gesso verde descascada:

– Você não acha que ela está muito gorda, Ruthie? Ela recebe muita atenção do pai. Ele deveria prestar mais atenção ao Howard para a filha não virar uma metida a besta.

Quando minha mãe tinha cinco anos, ela chegou em casa um dia e descobriu que sua mãe havia cortado seu cobertor favorito e o estava usando como pano de chão. Como deve ter sido ter a minha avó como mãe? Em algum ponto da vida dela, minha mãe parou de prestar atenção e começou a criar muros à sua volta para se isolar da dor. Talvez tenha sido quando a minha avó a insultou por ela precisar usar roupas da seção *plus size* da Macy's (grande loja de departamentos dos Estados Unidos). Talvez tenha sido quando ela foi a primeira editora mulher do anuário, quando tirou notas máximas em todas as matérias, e ninguém percebeu. Talvez tenha sido quando, no primeiro ano da faculdade, minha avó disse:

– Seu pai e eu vamos nos mudar para San Antonio. Ou você se casa ou vem conosco.

Ela se isolou da dor e criou um palco para dramatizá-la. Drogas, álcool, adultério, acidentes de carro, doenças, dinheiro, divórcio, e sempre a obsessão pela comida. Dessa forma, sua atenção estava concentrada na dor do drama, em vez estar na dor que o causou.

Subjacente à paixão pelo drama na vida de um comedor compulsivo está a crença de que, sem a compulsão, não conseguirá o que deseja. Sem drama, somos simplesmente nós mesmos e isso não é bom o suficiente.

Se eu for eu mesma e não Yvette Mimieux, ninguém se interessará em mim.

Se eu for eu mesma e não Lou Ann, Matt não me amará.

Se eu não criar um motivo para ser amada (ficar doente, ser infeliz, ser famosa), se não houver urgência, ninguém responderá.

O meu eu rotineiro é chato, gordinho e desajeitado. Eu falo coisas estúpidas. Cada uma dessas crenças é precedida por uma crença tácita principal: "Eu era eu mesma quando criança e isso não funcionou. *Se eu tivesse sido uma pessoa diferente, certamente teria sido amada*. Agora vou tentar ser outra pessoa".

Em muitas famílias, os sentimentos não são discutidos abertamente. Tristeza, solidão, medo, raiva, afeto, respeito e ternura estão implícitos, ocultos ou desconversados. Muitas vezes, percebemos as pessoas mais vivas (os olhos acesos, os corpos em movimento) quando elas estão com medo, com raiva de si mesmas ou em uma crise. E se, quando estávamos em uma crise, recebíamos a atenção que desejávamos, aprendíamos que ser nós mesmos todos os dias não amolecia o coração das pessoas ao nosso redor. Precisávamos de algo a mais para despertar o amor delas. Talvez um pouco de emoção.

Uma participante da palestra descreve a relação dela com o pai:

– Eu tinha três irmãos mais velhos e meu pai sempre quis ter uma menina. Então, quando nasci, eu fui a menina dos olhos dele. Quando ia à praia com ele e nos sentávamos à beira da água, eu me sentia mais forte do que o oceano. Ele costumava me levar para passear todos os sábados. Era um vendedor e, quando eu conseguia acompanhá-lo, ficava muito orgulhosa, mas, quando os negócios ficaram ruins, ele começou a viajar cada vez para mais longe, sem ao menos voltar para casa nos fins de semana. Ele gritava muito quando estava em casa. Uma vez eu perguntei a ele o que a palavra "pedestre" significava e ele me disse para deixar de ser tão intrometida, mas, quando eu chorava, ele me abraçava e, quando eu estava doente, ele me trazia presentes. Quando eu tinha uns 12 ou 13 anos, peguei uma gripe e fiquei em casa, sem ir à escola. Eu subia e descia as escadas correndo e colocava toalhas quentes na testa para que a minha temperatura subisse e eu ficasse mais doente. Eu queria ficar muito doente. Queria meu pai de volta.

Quando ela fala sobre sua relação atual com o marido, diz:

– Ao primeiro sinal de um resfriado, me sinto aliviada. Quando quebrei minha perna em um acidente de esqui no ano passado, uma parte de mim ficou contente. Eu realmente não acredito que crio as doenças, embora eu fique muito doente com problemas de tireoide, enxaquecas e artrite, mas, se Bill não larga tudo para ficar comigo, fico com raiva, me sinto rejeitada. Eu quero que ele me traga uma sopa de tomate com bolachas de água e sal e uma tornozeleira com o meu nome nela.

Se a nossa reação a eventos ou sentimentos for "que bom, isso vai chamar a atenção dele(a)", isso demonstra que acreditamos que não conseguiremos o que queremos sendo nós mesmos.

Quando eu estava na segunda série do segundo grau, a revista *Vogue* exibiu uma modelo chamada Verushka, uma loira devastadora que era consideravelmente parecida com a minha mãe. Na porta do meu armário, colei uma fotografia de Verushka em um vestido curto fúcsia, com um boá de plumas no pescoço. Quando os amigos me perguntavam sobre a fotografia, eu respondia:

– Por que você acha que eu a tenho? – Eventualmente, eles engasgavam e diziam: – Essa não é a sua mãe, é? – Eu sorria propositadamente e com um brilho nos olhos, como se dissesse: – É claro. Agora você me acha especial?

Criamos drama por meio da mentira, do sofrimento, da compulsão alimentar e da dieta, ao vivermos no centro de um movimento perpétuo, sempre dando início ou término a relacionamentos. Criamos drama ao exteriorizarmos nossa dor, ao dificultarmos as coisas entre nós nos relacionamentos, em vez de sermos honestos sobre como nosso interior é turbulento. Quando não somos honestos quanto ao nosso conflito interno, encenamos um conflito externo. Criamos drama porque temos medo do que aconteceria se não o fizéssemos, porque temos medo de nos revelarmos. Criar drama nos protege da intimidade.

A compulsão alimentar é um teatro fabuloso, repleto de todos os elementos da boa tragédia: raiva, frustração, luto, tristeza, medo, felicidade, esperança, alegria, êxtase. A compulsão alimentar cria uma ilusão de emoção e participação. Ela simula a vida real. Você nunca tem de fazer nada, além de comer de forma compulsiva e extravagante e fazer dietas rígidas, ter quatro tamanhos diferentes de roupas no guarda-roupa e chegar cada vez mais perto da sua meta de peso, enquanto, na verdade, nunca a atingirá ou a manterá por mais de uma semana, para vivenciar a vitalidade e a intensidade que a maioria das pessoas define como estar vivo. Você nunca tem de fazer nada, além de ser absorvido pelo ciclo de perda e ganho de peso, para sentir que está envolvido em algo emocionante. Você nunca tem de deixar outro ser humano se aproximar.

Intimidade é mostrar a outra pessoa as partes de nós mesmos que acreditamos serem indignas e, portanto, corrermos o risco de que elas nos virem as costas como nossos pais fizeram. (Uma voz interior grita: "Foi uma tortura na primeira vez e agora você me pede para passar por isso de novo?".) A intimidade traz consigo ternura e bom humor, companheirismo e afeto, mas também exige que nós revivamos os momentos mais angustiantes de ser criança.

Temos uma ideia errada do amor. As músicas que ouvimos no rádio falam sobre paixão e saudade, mas ninguém nos diz que elas descrevem os primeiros ou últimos seis meses de um relacionamento. Quando converso com amigos solteiros, o principal tema da conversa é a tristeza de viver sozinho. Eles vão para a cama à noite desejando ter um corpo quente para abraçar. As seções das revistas dominicais descrevem empresas novas e inovadoras que criam uniões amorosas para clientes com alto poder aquisitivo. Pague três mil dólares e você terá acesso a uma biblioteca de vídeos pessoais, entre os quais está a promessa do seu amor perfeito. A busca pelo companheiro perfeito quando se está sozinha me lembra o sonho de ser magra quando se está gorda. A ênfase está em encontrar um parceiro ou ser magra, como se o ato em si fosse aliviar a agonia em nossos corações. Ninguém nos diz que a parte mais difícil não é encontrar um parceiro ou perder peso, não é chegar lá, é estar lá, e essa é a razão pela qual nós fazemos todo o possível para prolongar o processo de chegarmos lá. Não queremos estar lá. Inconscientemente, decidimos que é melhor comer e estar protegido, ocupar nosso tempo com "a busca" ou encontrar falhas no nosso relacionamento atual do que retornar à vulnerabilidade da infância que a intimidade traz.

Matt e eu estávamos caminhando na praia, rindo do golden retriever que não devolvia o *frisbee* azul esfarrapado de volta ao dono, quando Matt diz algo que desencadeia um sentimento antigo e, quando ele volta a olhar para mim, tenho oito anos de idade.

Eu não gostei de ter oito anos de idade na primeira vez, não quero viver isso de novo. Então, quando os sentimentos dos oito anos surgem, o desamparo e o terror, eu os afasto. Digo a mim mesma que são ridículos, egoístas, infantis. Eu me fecho, me recolho como uma anêmona-do-mar. Matt sente a distância e me pergunta o que há de errado. Eu digo que não há nada.

– Se não há nada errado, por que você está me olhando como se não me conhecesse? – diz ele. Respondo que ele está imaginando coisas, ele diz que eu não estou falando a verdade. Digo que não gosto quando ele me acusa de mentir. Com o meu desejo de me proteger, criei o drama n° 3.567.

Se eu disser a verdade a Matt, que de repente me sinto como se tivesse oito anos, sozinha e com medo de que ele não seja mais meu amigo, ele pode dizer: – Você não só se sente com oito anos de idade, você também age assim. – Ele poder afirmar: – Eu não aguento você ser tão sensível. – E pode rir de mim, gritar comigo, me abandonar. No meu desejo de evitar a sensação que tive quando criança, evito a intimidade que me faltava quando criança.

Nos nossos relacionamentos atuais, existe a possibilidade de, ao falarmos a verdade, voltarmos no tempo até o momento em que aprendemos a não falar a verdade. Apesar das canções de amor, apesar da ênfase em encontrar um companheiro e ser magra, o significado de ambos está no processo de reviver os momentos agonizantes da infância, dando voz ao que era inexprimível até então e tornar-se completa.

A importância de desistir da obsessão pela comida não é ter um corpo mais magro ou usar um tamanho menor de calças, mas sim desistir da proteção contra a dor, porque, ao se proteger da dor, você se protege da intimidade. Quando você permite que sua dor seja visível, pode lhe dar uma voz e, ao lhe dar voz, pode se libertar dela.

A importância de ter intimidade não está em encontrar um corpo para manter você aquecido durante a noite ou ter um companheiro com quem compartilhar a vida. O importante é que, ao ter intimidade, você volta à época em que decidiu que ter intimidade era muito assustador e, por isso, se fechou. Ao voltar a esse tempo, você se dá a oportunidade de ser criança novamente, mas, dessa vez, com o poder de um adulto. Você aprende que não precisa mais esconder seus sentimentos para sobreviver e, ao aprender isso, invoca as partes queridas de si mesmo (sua confiança, sua fé, sua honestidade) que estavam trancadas em um lugar onde ficariam protegidas contra a devastação da sua família.

O problema em desistir do drama na alimentação e nos relacionamentos é que, sem ele, não sabemos o que fazer. Não temos certeza de que estamos realmente vivos. Temos de enfrentar algo que nunca previmos: a possibilidade de termos paz e satisfação.

Se convivemos em um ambiente familiar onde as coisas estavam prestes a desmoronar ou sempre estavam no processo de desabar, se convivemos em meio à violência física ou emocional, com abuso ou negligência, então o mais familiar e mais confortável para nós é o desconforto. Desconfiamos das coisas fáceis, fluidas ou simples. Sem teatro, nos sentimos como se perdêssemos o essencial de estar vivo. E, de fato, perdemos. Perdemos o drama que definiu o que era estar vivo em nossas famílias. Nós não sabemos viver sem isso. Para nós, o sofrimento dignifica uma experiência. Quando algo é difícil, sabemos que vale a pena lutar. Quando temos de lutar, temos um propósito, e ganhar a luta nos dá uma sensação de realização.

Não há descanso para um comedor compulsivo. Ou estamos aumentando ou diminuindo pontos na balança. Estamos lamentando nossa aparência atual ou desejando a mesma aparência de ontem, quando desejávamos ter a mesma aparência que tínhamos no ano passado. Em uma oficina, uma mulher disse:

– Eu morreria para ser magra como há cinco anos, quando eu teria morrido para emagrecer. – A satisfação é impensável.

O mesmo ocorre na intimidade. Se nos sentimos à vontade na luta e no sofrimento, escolheremos parceiros que não sentem atração por nós, que são alcoólatras ou viciados em drogas, incapazes de se comprometer. Mesmo à vontade na luta e no sofrimento, encontraremos uma maneira de sofrer até nos melhores relacionamentos.

Paz e satisfação são sentimentos que precisam de prática e não uma consequência de ser bem-sucedido, estar apaixonado ou ser magro. Eles são, entre outras coisas, uma consequência de parar no momento presente e olhar ao redor. Para aqueles que, quando crianças, sentiam que ficar parados era ser esmagado, estar satisfeito será percebido como uma ameaça à sobrevivência.

Na semana passada, enquanto eu abria o portão da nossa garagem e me curvava para travá-lo, nossa vizinha Estelle saiu com seu carro e não viu o portão aberto; o carro colidiu contra o portão, que bateu na minha cabeça. Em poucos minutos, minha testa formou um galo enorme sob a pele. Cambaleei de volta para casa para pegar um pouco de gelo e encontrei o livro *Naked lunch* e seis formas de gelo vazias no congelador. Fiz uma nota mental para torturar Matt quando o visse novamente. Depois, decidi que não tinha de agir como adulta e comecei a chorar, engolir em seco e me lamentar. Eu me visualizava com um coágulo de sangue no cérebro e morta em 48 horas. Eu me via dirigindo e, de repente, ficando tonta, perdendo o controle do carro e mergulhando no oceano; batendo em Estelle com um taco de beisebol; ligando para Matt, dizendo que tinha uma concussão e perguntando se ele poderia voltar para casa imediatamente e me levar ao hospital para fazer uma tomografia. Em vez disso, sabendo que eu já estava atrasada para meu compromisso com Maggie, minha terapeuta, entrei no carro e dirigi até o escritório dela.

Entrei na sala decorada com a pintura de um guarda-chuva rosa sob uma chuva fina e, quando ela perguntou como eu estava, comecei a chorar. Contei a ela sobre o livro congelado, Estelle e o coágulo e mostrei a ela o galo na minha cabeça. Ela atravessou a rua para pegar um saco de gelo na King's Tavern. Eu o embrulhei em uma toalha e o segurei na minha cabeça. Ela me disse que era altamente improvável que eu tivesse um coágulo no cérebro e que, em vez de torturar Matt, eu deveria perguntar por que ele colocou um livro no freezer em vez de cubos de gelo. Ela me disse que foi um azar eu estar no portão quando Estelle saiu, mas, como não senti náuseas nem tonturas, havia uma grande chance de que eu só tivesse um galo na cabeça.

– Que pouco romântico – eu disse.

– Um coágulo sanguíneo é romântico? – ela perguntou.

– Não exatamente, mas e o medo de um coágulo de sangue? Se todos achassem que eu tinha um coágulo de sangue, gostariam tanto de mim. Algo como ir ao seu próprio funeral e ouvir todos dizerem como você era maravilhosa enquanto ainda está viva.

– Você não pode ter as duas coisas, Geneen. Ou você aprende a mudar seu diálogo interno para um no qual você se respeite agora, como a pessoa normal e pouco romântica que às vezes é, ou vive em picos de arrebatamento, sempre com medo do momento em que a poeira baixar, quando as pessoas verão quem você verdadeiramente é e a rejeitarão.

Silêncio.

– Um coágulo de sangue é romântico? – ela perguntou novamente.

E eu pensei em cabelos verdes, epilepsia, barras de chocolate Baby Ruth. Lou Ann.

– Somente quando estar vivo não é – respondi.

capítulo 4

O desejo do proibido

Como parte da minha prática de meditação, eu participo de retiros silenciosos em que não é permitida nenhuma conversa, contato visual ou toque. Durante o primeiro retiro do qual participei, me apaixonei perdidamente por um homem do outro lado da sala. Ao final do retiro, tinha certeza de que me casaria com ele. Para aqueles que questionam a viabilidade de se apaixonar por alguém com quem nunca trocou olhares ou palavras, aqui está a descrição de uma corte silenciosa:

1º Dia

Chego ao Instituto Metafísico no deserto da Califórnia, subitamente me sentindo um peixe fora d'água e me perguntando por que estou ali. Me mandam para um quarto com uma mulher chamada Rosalyn, que usa uma calça colante azul-cobalto e uma blusa florida amarela e rosa. Ela estoura bolas de chiclete enquanto desempacota as roupas.

Vejo a programação pela primeira vez, exibida do lado de fora da sala de jantar: 15 horas de caminhada ou meditação sentada, sem falar com ninguém, sem olhar para ninguém... por DEZ DIAS. Quebro meu voto de silêncio imediatamente e pergunto à mulher ao meu lado se aquilo é uma brincadeira. Decido que Alexandra, que me indicou o retiro, mas não mencionou a programação, já não é mais minha amiga. É minha inimiga. Para sempre.

2º Dia

Vou para a sessão. Tenho uma almofada e uma esteira de meditação que combinam (rosa com o meio cinza). Após a primeira sessão de 45 minutos, minhas costas doem, meu joelho dói. A mulher na minha frente ronca. Quero jogar pedras no professor, cuja voz é melosa.

3º Dia

Quero ir embora. Caio sempre no sono durante a meditação. Mais oito dias disso, meu Deus. Quero que isso acabe. Sempre quero que as coisas acabem. Vivo com um pé do lado de fora da porta: no cinema, no teatro, nos relacionamentos. Isso realmente não era diferente daquilo. Para onde vou quando for embora? Não é como se as coisas fossem tão melhores assim quando chego do lugar de onde mal conseguia esperar para sair.

4º e 5º Dias

Isso se arrasta interminavelmente. Meu humor está sem definição, mas irritável. Eu aguardava o lanche de sementes de girassol e de frutas das 5 horas como se fosse minha salvação, mas, quando ele chegava, não era o que eu queria. Na verdade, eu queria me sentir melhor e a comida não ajudava. (– Você consegue perceber que não fica mais feliz depois de comer do que antes de comer? – disse um dos professores na noite passada.)

6º Dia

Há um homem muito atraente aqui. Ele tem cabelos pretos e cacheados, usa óculos de armação de tartaruga, roupas sob medida. O homem da *Esquire*. Como eu devo chamá-lo? Robert? Não, sempre quis um Michael como amante... Então, que seja Michael. Nossos olhos quase se encontraram ontem. "Hum, você é adorável", pensei.

Sei os sapatos que ele usa, onde se senta no salão de meditação. Mais alguns dias e saberei o que ele coloca no café. Um grande inconveniente nesse nosso início de romance é que não podemos nos falar. Na minha fantasia, ele me leva até o aeroporto e nós começamos a gostar muito um do outro. Eu o vejo diversas vezes. Como é agradável estar apaixonada.

7º Dia

- Dê um nome a uma sensação no seu corpo - diz o professor.
- Anseio.
- Onde ela está? - pergunta o professor.
- No meu peito.
- De que cor é? - pergunta o professor.
- Azul.
- Seja específica - diz o professor.
- Uma corda azul de anseio trançada no lado direito do meu coração.
- Do que se trata? - pergunta o professor.
- Anseio de descanso. Anseio de realização. Anseio de satisfação.

Anseio por alguém que entre em meu peito e me complete.

Nunca anseio pelo que já tenho.

Se eu só amo aquilo pelo qual anseio, terei confundido amor com desejo?

8º Dia

Minha mente se concentra em fantasias como um mendigo em comida. Ela continua a me tirar do presente. Na hora do lanche, fantasiei sobre ir ao México com Michael. Quando eu havia terminado meu lanche de chocolate de alfarroba e passas, já estava correndo com ele na praia de areia negra, fazendo amor sob o ventilador de teto na cabana com telhado de palha.

9º Dia

Durante a caminhada de meditação de hoje, enquanto eu deveria "elevar-mover-posicionar", "elevando-movendo-posicionando" primeiro um pé e depois o outro, enquanto eu deveria elevar a minha percepção das sensações no dorso do meu pé ao tocar a calçada, observar cada músculo necessário para mover aquela perna, durante a meditação da tarde quando eu deveria expandir minha plena atenção e me aproximar do desapego do desejo e dos cinco obstáculos e avançar lentamente no meu caminho em direção à iluminação e à eliminação do sofrimento de todos os seres humanos vivos, eu estava intensamente concentrada nos músculos necessários para que Michael movesse sua nádega direita em seus jeans desbotados. Minha poderosa consciência estava concentrada no movimento da bunda de Michael enquanto ele elevava, movia e colocava primeiro uma perna e depois a outra nas escadarias do salão principal. Eu estava elevando a minha percepção ao imaginar seus dedos finos e morenos no meu rosto, seus lábios em forma de coração no meu pescoço. Estava observando a pulsação em meu peito ao imaginá-lo sussurrando que me amava. Estava indo em direção à unidade universal ao sintonizar meu corpo tão próximo do dele que, quando ele dava um passo, meus músculos da panturrilha eram inspirados a se mover. O auge da minha jornada à iluminação aconteceu na caminhada de meditação da tarde, quando andei ao lado de Michael até as escadas e percebi que ele fechava os olhos e mantinha a mão no corrimão enquanto elevava, movia e posicionava primeiro um pé e depois o outro para descer as escadas. Com muita atenção, me movi para o lado oposto do corrimão, me equilibrei com a mão e comecei a elevar, mover e posicionar meus pés escadas acima. E então aconteceu: um grande sobressalto de calor, matéria contra matéria, a mão elegante de Michael tocando a minha. Abri meus olhos. Ele abriu os dele. Os cantos da boca dele se elevaram em um sorriso, os dentes brilharam na tarde violeta. Em seguida, ele rapidamente desviou os olhos e continuou a longa passagem para a libertação.

10º Dia

O retiro terminou. Quebramos o silêncio hoje em um grande círculo. Cada um de nós falou seu nome e duas frases sobre si mesmo. O verdadeiro nome de Michael é Ralph Sheen. Ele acabou de passar seis meses em um retiro de meditação e partirá para a China daqui a quatro meses, mas até lá morará em Santa Cruz. Entre todos os lugares do mundo, ele morará na mesma cidade que eu. Esse relacionamento está escrito nas estrelas.

Ralph e eu na praia enquanto o pôr do sol derrama ondas brilhantes de ouro e turquesa na areia, Ralph e eu na minha cama de metal com as janelas inteiriças abertas para as flores da ameixeira no deque, Ralph e eu de mãos dadas, fazendo amor, nos casando em uma cerimônia à meia--noite, próxima a um lago com dez mil velas flutuando sobre a água.

Mas primeiro preciso me apresentar a ele.

Ralph não era casado, não tinha uma mulher na vida dele, não era um alcoólatra ou viciado em trabalho e não usava drogas. Ralph tinha covinhas e olhos mortiços. Ele cobria a boca quando ria, levantava o mindinho quando bebia em um copo. E disse que queria encontrar uma "mulher intensa" que pudesse mostrar partes dele mesmo que ele tentava evitar. Ralph estava total e completamente disponível. O único problema foi ele dizer que não se sentia atraído por mim. Se é que dá para chamar isso de problema. Eu certamente não chamava. Eu acreditava que Ralph não sabia o que queria e que meu trabalho era convencê-lo de que ele me queria.

Eu gostava do rosto de Ralph. Gostava do andar dele. Gostava das mãos dele. Gostava da forma como o seu cabelo se enrolava sobre o colarinho. Gostava da voz e da risada dele. Tanto que eu queria passar minha vida com ele e não deixaria nada nem ninguém ficar no meu caminho. Especialmente Ralph.

A caminho de um piquenique pós-retiro no Parque Nisene Marks, paramos na padaria Gayle's e rimos enquanto escolhíamos quatro sobremesas para nós dois: bomba de creme, bolo de marzipã, musse de chocolate e *cheesecake* de praliné.

Ele está se divertindo comigo. Certamente sente atração por mim. Ninguém dá risadinhas assim com alguém por quem não sente atração.

Depois do prato principal de sanduíches de queijo e salada de batata, peguei as nossas sobremesas.

– Primeiro a bomba de creme – ele disse enquanto lambia o creme da borda da massa.

– Tem um pouco de creme na sua boca, me deixe limpar isso – eu disse e o beijei. Ele me beijou de volta. Nos beijamos no pescoço, nos lábios, nas mãos, nos olhos...

Ele gosta de mim, viu só? Ele gosta de mim, ninguém beija alguém de quem não gosta, ninguém beija alguém por quem não sente atração, ele está ficando excitado. Eu sabia, eu sabia.

Depois que fizemos amor, Ralph disse:

– Isso não significa nada. Ainda não sei se sinto atração por você. Eu me deixei levar e foi agradável, mas não significa nada.

– Ahã, eu sei – concordei.

Claro, Ralph, claro. Eu sei que você tem medo de realmente amar alguém, não sei por quê, talvez você tenha se magoado, mas o que quer que seja eu entendo e serei paciente porque sei que você aprenderá a me amar.

Ralph me disse três vezes em seis semanas que não queria que ficássemos juntos. Ele também me disse que me amava.

– Se você ficar aqui comigo, sei que posso aprender. Tenho dificuldade com intimidade – disse ele. Ele fez amor comigo no dia anterior à sua partida para a China.

– Deixe-me entrar, por favor, deixe-me entrar – ele pediu. Ele não precisava pedir.

Durante os 11 meses em que esteve fora, Ralph me enviou três cartões-postais e uma carta. Eu enviei uma carta de 38 páginas que escrevi durante um período de três meses, fazendo as vezes de um diário. Eu contei a ele sobre minhas caminhadas na praia, sobre os pores do sol, sobre as tâmaras que vi no mercado. No meu tom mais animado, descrevi todos os detalhes da minha vida, exceto o fato de que eu estava me guardando para ele, me embebendo na fantasia de nossa vida juntos.

Eu não sentia falta do afeto físico, não sentia falta de compartilhar minha vida com ninguém, nem sequer sentia falta do Ralph. Eu não o conhecia o suficiente para sentir saudades. Eu tinha o que precisava para ser feliz, tinha o que me era mais familiar: a ilusão do amor.

Durante a sua ausência, me mudei para uma casa à beira-mar, que carinhosamente decorei com ele em mente. Coroas de flores em forma de coração, cortinas de renda bege, velas no peitoril da janela. Colchas, cestas, flores. Este será o nosso lar, viverei aqui com ele, seremos felizes nessa casa azul de madeira perto do mar.

Nos dois anos que passei apaixonada por ele, vi Ralph num total de 22 dias. Ele viajou ao redor do mundo, foi a retiros de meditação, morou com amigos em Berkeley. E me dizia que não sentia atração por mim, que não sabia se sentia atração por mim, que sentia atração por mim. Quando eu o via, não sabia se me cumprimentaria como uma amiga, uma amada ou uma estranha. Ele me dizia que eu não era o que ele considerava sua mulher ideal. Quando me mostrou uma mulher que ele considerava atraente, me vi olhando para uma magricela de 38 quilos com cabelos loiros e descoloridos.

Sara queria tomar o apartamento de Ralph de assalto no meio da noite e jogar bolas de boliche na cabeça dele, queria furar os olhos dele com alfinetes. Queria mutilá-lo e estrangulá-lo. Queria que eu parasse de mutilar a mim mesma. Ela implorou, ela gritou:

– Você tem de sair desse relacionamento antes de perder o resto da sanidade que tem. Primeiro ele diz que não sente atração por você, depois dorme com você, aí diz para você ficar ao lado dele e que sente atração por você, aí passa um ano fora... Ele é d-o-e-n-t-e, Ralph é um garotinho doente que pensa que a mulher perfeita está em algum lugar à espera dele, o que é um sinal certeiro de que ele não quer estar em um relacionamento. Ele não está interessado em descobrir por que ele é tão louco, não se importa com como a loucura dele afeta você, não pensa nos seus sentimentos em absoluto. Você merece mais, Geneen, um parceiro que veja quanto você é especial, não esse maluco. Ligue para ele e diga que você não quer mais vê-lo novamente. Eu discarei o número, ficarei a seu lado enquanto você fala. Faça isso hoje, agora.

Eu não podia. Não faria. Eu acreditava que Ralph era a minha única chance de ser feliz e que, se eu o deixasse ir embora, seria preenchida com o desespero dos monstros de pesadelos, com olhos ocos e mãos vazias. Eu precisava tê-lo e ponto final. Ninguém conseguiria me convencer de que eu estava errada. Eu o perdoei por sua ausência, sua negligência, sua total falta de carinho. Ele não me pediu para perdoá-lo, mas eu o fiz. Eu acreditava que precisava dele para estar viva por completo. Era como se alguém ligasse o botão "vitalidade" quando ele entrava no recinto e o que era enfadonho sem ele se tornava milagroso com ele. Cores, sons, sabores. Flores, pássaros, sorvetes. A parte de mim que conhecia o riso e a beleza tinha o nome dele. Com Ralph, tudo era possível. Com Ralph, eu estava segura. Quando não estava com Ralph, eu estava sozinha, não importava com quem estivesse.

Eu não respondia a Sara quando ela gritava:

– Se isso é seguro, o que é perigoso? – Eu tinha de me proteger, proteger Ralph das recriminações dela. Eu não me permitia pensar em por que ele passava semanas sem me ligar, por que ele não falava de mim para os amigos.

Eu me apegava aos momentos com ele, momentos especiais. Quando Ralph e eu comemos tortilhas no Adelita's no meu aniversário, de mãos dadas. Quando Ralph disse:

– Você é tudo o que eu quero. – Ralph e eu na minha cama no calor intenso do verão e, ao olhar para um livro de pinturas de Georgia O'Keeffe, ele se virou para mim e disse:

– É tão gostoso estar com você. – Momentos eternos.

Ao final de nosso segundo ano "juntos", Ralph foi aceito em uma escola de culinária em Berkeley. Estávamos sentados no quintal quando ele me contou que iria se mudar.

– Vou me mudar para Berkeley e não planejo visitar você, e tanto faz para mim se você me visitar – ele disse.

Eu o encarei com o olhar fixo, sem entender. Ele não disse isso de verdade. Ele não quer realmente dizer isso. Ele deve estar brincando. Passei dois anos vivendo ao redor desse homem e ele me diz que tanto faz para ele se não nos vermos mais?

– Diga isso mais uma vez. Diga o que você acabou de dizer – pedi. Ele repetiu: – Vou me mudar para Berkeley e não acho que deveríamos planejar nos vermos novamente.

– Seu babaca, saia da minha casa.

Ralph pareceu um pouco surpreso. – Ainda quero ser seu amigo. Foi isso que eu sempre quis, mas eu simplesmente não acho que deveríamos fazer tanto esforço para isso. Quero dizer, se nos encontrarmos casualmente, sempre estarei interessado em saber da sua vida e o que está acontecendo – disse ele.

– Vá embora. – Meu rosto estava corado, minha voz, trêmula. Passei em frente à coroa de flores em forma de coração até a porta, a abri e me virei para encará-lo. Ele sorriu. Eu pisquei.

E aí ele foi embora.

O que me permitiu mandar Ralph embora não foi força, não foi porque eu não o queria ou não o amava e certamente não foi porque eu acreditava que merecia algo melhor. Simplesmente não havia jeito de encaixar a frase dele e o sentimento que ela expressava na fantasia que eu havia alimentado por dois anos.

Na minha fantasia, Ralph precisava de tempo. Eu dei anos a ele. Na minha fantasia, Ralph me amava, mas precisava explorar seu medo da intimidade. Eu o havia encorajado a começar a terapia e, depois de alguma resistência, ele encontrou um terapeuta que o agradou. Na minha fantasia, a terapia o ajudaria a perceber que, embora ele tivesse problemas de controle ou abandono, havia uma mulher (eu) que, devido à sua percepção e paciência, o entendia e estava esperando fielmente que ele a considerasse ideal.

Na minha fantasia, o homem que não se importava se sua partida causaria tal desespero na garota-criança a quem ele abandonava finalmente se importaria. E ele não iria embora. Ficaria, ficaria, ele finalmente ficaria.

Eu mandei Ralph ir embora porque reconheci que ele já o havia feito.

Eu sabia que meu envolvimento com Ralph representava uma luta inconsciente e muito poderosa, mas não tinha ideia do que ela era e me sentia incapaz de interrompê-la. Durante aqueles dois anos, me senti uma marionete que obedecia a comandos familiares, mas que já não eram mais autênticos. Minhas palavras pareciam inventadas, minhas ações pareciam automáticas e eu me joguei nesse papel com um abandono feroz, como se estar com Ralph fosse literalmente uma questão de vida ou morte. Como se eu fosse uma criança e ele fosse o adulto de quem dependia a minha sobrevivência.

As crianças precisam negar e ignorar o que lhes causa dor. As crianças precisam se agarrar amorosamente aos que abusam delas, pois, entre escolher uma pessoa abusiva e nenhuma, não há escolha. A diferença entre alguém e ninguém é a diferença entre a vida e a morte. As crianças precisam ser eternamente fiéis, pacientes, receptivas, indulgentes, e estarem dispostas a aceitar abusos horríveis sem dizer não. As crianças precisam construir fantasias elaboradas que transformam as pessoas que abusam delas e as abandonam em pessoas que as amam e as adoram. Devido à sua capacidade de fantasiar e de acreditar que suas fantasias são ou serão reais algum dia, as crianças conseguem suportar o sofrimento.

Se um pai é ausente, indisponível, abusivo ou morto, é extraordinariamente útil e, muitas vezes, necessário criar um mundo de fantasia no qual aquele pai ou figura paterna está vivo, disponível e é afetuoso. A natureza exata da fantasia dependerá das razões pelas quais ela se tornou necessária: se um pai é violento, pode-se impregná-lo de ternura, se uma mãe está ausente com frequência, ela se torna prontamente disponível. A fantasia é criada em contraponto à dor da vida cotidiana. Tudo que é imperfeito se torna sublime. São dadas desculpas para comportamentos imperdoáveis:

minha mãe não quer me bater, ela só está cansada, meu pai me ama tanto que trabalha duro para comprar coisas bonitas e, por isso, não está aqui.

Os pais da minha amiga Melissa se divorciaram quando ela tinha dez anos. Em uma noite abafada de agosto, o pai dela foi embora de casa na sua caminhonete, sem dizer adeus a ela. Ela não falou com ele novamente até os 25 anos de idade. Durante três anos, após o divórcio e a mudança da família para Wyoming, sua mãe disse que elas voltariam para a Califórnia em breve. Melissa manteve a mala debaixo da cama. Ela sentia saudades do pai. Esquecendo que ele passava entre oito e dez meses longe de casa todos os anos e que, quando ele estava em casa, brigava com sua mãe, lia jornal, assistia a jogos de beisebol, basquete ou futebol na TV e bebia cerveja; ela coroou o pai como rei do coração dela. A mãe gritava, a castigava e chorava, mas o pai era carinhoso, generoso e a salvaria da angústia de morar em Wyoming. O pai que desapareceu por 15 anos. O pai perfeito.

A agonia de uma criança cujo pai foi embora sem se despedir é insuportável. A mãe não tolerava os sentimentos de Melissa, que não podia sequer mencionar o nome do pai. Sem um adulto para consolá-la e validar seu direito de estar triste, solitária e zangada, Melissa precisou transformar sua angústia em sentimentos com os quais conseguisse lidar. Então, ela criou um mundo de fantasia no qual o pai a queria tanto quanto ela o queria, mas que, por causa do trabalho e das dificuldades financeiras, não conseguia escrever, telefonar ou visitá-la. Mas se ele fizesse essas coisas, ah, se ele fizesse, a vida seria magnífica. Eles iriam surfar, comer Cheetos e nunca teriam de arrumar a cama.

Quando somos crianças, nossos pais têm olhos nítidos e pele cremosa. Eles são grandes e fortes, sabem tudo, são perfeitos. Os pais reforçam essa percepção ao nos ensinar que estão sempre certos e que as crianças devem ser vistas, e não ouvidas. Aprendemos a ouvir e a obedecer. Ninguém nos ensina que os pais são egoístas. Ninguém nos ensina que os pais mentem. Ninguém nos ensina que eles precisam de nós para completá-los tanto quanto precisamos deles para nos amar. Não podíamos ficar com raiva de nossos pais, isso não era permitido. Em vez disso, quando ficavam bêbados e nos culpavam pelo seu comportamento, eles nos diziam que era porque nós não lavávamos os pratos, e nós acreditávamos neles. Quando nos batiam com paus e vassouras e nos diziam que faziam isso para o nosso bem, acreditávamos neles. Quando entravam em nossos quartos tarde da noite e colocavam as mãos por baixo dos nossos pijamas, nos tocavam em locais particulares e nos diziam que pedimos por isso, acreditávamos neles. Dizíamos a nós mesmos que, se fôssemos mais bonitos, não tivéssemos tantas espinhas, tivéssemos cabelos lisos e loiros em vez de cabelos castanhos e crespos, se dividíssemos nossos brinquedos, se não chorássemos tanto, se disséssemos "por favor" e "obrigado", se fôssemos diferentes do que éramos, nossas mães ficariam sóbrias e nossos pais não iriam embora por 15 anos. *Se ao menos fôssemos magros.*

Aqueles que sofrem de compulsão alimentar acreditam *com força* que, se fossem magros, a vida seria radicalmente diferente. Mesmo aquelas pessoas que perderam peso e ficaram magras seis ou sete vezes durante a vida continuam a acreditar que, quando emagrecerem de novo, mais uma vez (apenas nos dê mais uma chance, dessa vez você vai ver), elas finalmente serão felizes.

A fantasia "quando eu for magra" foi inestimável para nós durante toda a nossa vida. Nós a criamos para explicar o desespero da nossa infância e impedi-lo de nos destruir. Precisávamos de algo, alguém em quem colocar a responsabilidade pela dor.

O problema em desistir da fantasia agora é que, sem ela, não há nada entre nós e o desespero de toda uma vida. Como comedores compulsivos, passamos anos dizendo a nós mesmos que não somos dignos de ser amados porque não somos magros e que, quando emagrecermos, as pessoas que desejamos nos desejarão, o nosso amor será dez vezes mais correspondido, nossa agonia desaparecerá. Todos esses anos sem amor serão justificados. Essa fantasia era o bastião contra a nossa dor: ela perdoou nossos pais ao mesmo tempo que nos deu esperanças de que, em determinado momento (quando emagrecermos), nossa vida seria adorável e meiga como lírios-d'água, mas ela foi apenas uma maneira para que as coisas fizessem sentido para a criança. Nosso peso não tinha nada a ver com os motivos dos abusos, abandonos e violações dos nossos pais. Não tínhamos nada a ver com as motivações dos abusos, abandonos e violações dos nossos pais. Acreditávamos que tínhamos, porque nos culpar pela tristeza nos proporcionou certo controle sobre ela.

Durante os anos em que fiz dieta, acreditava que todos os problemas na minha vida estavam arraigados ao meu peso. Quando entrava em uma loja e eles não tinham o meu tamanho, quando entrava em um grupo de pessoas e ninguém prestava atenção em mim, quando não conseguia decidir qual trabalho queria fazer e me sentia preguiçosa, inútil e idiota, quando passava todos os sábados à noite sozinha, eu acreditava que minha infelicidade tinha a ver com o meu corpo. Eu acreditava que, enquanto fosse gorda, sufocaria a minha criatividade, minha autoexpressão, minha beleza. Quando eu me permitir ser magra, disse a mim mesma, isso será o símbolo da minha vontade de receber prazer, ser magra será minha declaração, para mim mesma e para o mundo, de que, após tantos anos, eu finalmente acredito que sou digna do amor.

Eu estava errada. Ser magra fez o que ser magra pode fazer: me ajudou a me sentir mais leve e mais atraente diariamente e nos padrões da sociedade. Não curou o sofrimento subjacente e a angústia reprimida da infância. E nunca o fará.

Homens casados, relacionamentos de longa distância, amados viciados em drogas, álcool, trabalho ou sexo: insistir neles é o mesmo que acreditar que, quando você emagrecer, a angústia que a segue como uma sombra desaparecerá. Ambas são fantasias: uma envolve alcançar algo, a outra envolve conseguir alguém. Ambas são uma maneira de dizer: "O presente (ou passado) pode ser horrível, mas eu não preciso pensar nisso porque o futuro será fabuloso". Ambas são geradas para distrair você, ambas proporcionam um foco, um objetivo na direção do qual você pode se mover continuamente, sem nunca chegar nele.

Melissa tem agora 44 anos. Ela tem um marido, uma filha, trabalho, dinheiro, uma casa nas montanhas e um amante casado. O amante, assim como seu pai, sempre ameaça deixá-la. O amante, assim como seu pai, é alguém que ela cobiça, com quem deseja passar o resto da vida, alguém que ela acredita que a salvará da miséria da vida cotidiana. Ela está convencida de que, se fosse casada com o amante e não com o marido, estaria sexualmente satisfeita e seria totalmente compreendida e apreciada como a mulher complexa que é, bem como está convencida de que viver com o pai seria uma aventura gloriosa, uma vida sem lágrimas, castigos ou tarefas.

Melissa diz que deseja viver com o amante. O amante diz que não sabe o que quer. Às vezes, ele diz a ela que deixará a esposa, outras, que eles devem esquecer um do outro, às vezes diz que não consegue viver sem ela. Melissa aguarda. Melissa sabe aguardar. Ela passou 15 anos aguardando para falar novamente com seu pai perfeito.

Se Melissa tivesse deixado de esperar o retorno do seu amor, poderia começar a se perguntar por que ele está demorando tanto. Ela poderia até ficar furiosa com a crueldade de um homem que desapareceu da vida de suas filhas, sem dar sequer um telefonema durante 15 anos... E depois reapareceu fingindo que nada tinha acontecido. Se deixar de esperar, talvez ela comece a chorar. Talvez ela se sinta traída, abandonada, desesperançosa e perceba, pela primeira vez desde o abandono do pai, a traição que bloqueou e que nunca reconhecerá enquanto acreditar que poderá ter um futuro brilhante e amoroso se conseguir esperar tempo o suficiente.

Recentemente, Melissa tem ficado doente com mais frequência, gripes, infecções de pele, torções nos tornozelos. Ela teme que seu corpo esteja entrando em colapso, diz que está caindo aos pedaços.

– Se o seu corpo estivesse tentando falar com você, o que ele diria? – perguntei.

– Tenho de parar de viver do jeito que vivo. Continuo à espera da decisão do Marcus [o amante dela], mas não sei sequer o que quero fazer. Depois de três anos e meio de mentiras, isso realmente está começando a me atingir – respondeu ela.

Ela mente há mais de três anos e meio. Mente para a mãe, para o marido, para si mesma. Ela não consegue dizer a verdade em lugar nenhum, para ninguém. Depois de silenciar os sentimentos que ameaçariam as pessoas ao seu redor durante toda a vida, ela já não sabe o que sente, só o que acredita que tem permissão para sentir. Depois de se esconder tão bem por 34 anos, Melissa se sente vazia e é perturbada pela sensação de que a vida que vive não é dela.

Minha amiga Clara contou uma história sobre uma cliente dela, uma criança de oito anos que fez dieta por dois anos e ganhou seis quilos no processo. Em desespero, a mãe consultou Clara, e ela perguntou qual era a comida favorita da filha.

– M&M's – respondeu a mãe.

– Certo. Eu quero que você saia daqui e compre M&M's o suficiente para encher um travesseiro. Depois que fizer isso, dê o travesseiro para sua filha e a deixe comer sempre que quiser. Assim que os M&M's acabarem, reabasteça o travesseiro. Tenha certeza de que ela sempre tenha um travesseiro cheio de M&M's. Pare com a dieta, deixe que ela coma o que quiser quando estiver com fome e me ligue daqui a uma semana.

Após gritar de horror e dizer a Clara que, se sua filha ganhasse 20 quilos, ela a mandaria para morar na sua casa, a mãe saiu se arrastando do escritório para um supermercado e depois para o armário de roupas de cama da casa.

A filha dela carregou o travesseiro de M&M's consigo por oito dias. Ela dormia com ele, o deixava ao lado da banheira enquanto tomava banho, o colocava em uma cadeira quando assistia à televisão e, claro, comia os M&M's sempre que queria. Algo que, nos primeiros dias, ocorreu com muita frequência. Na verdade, depois que a mãe comprou mais um quilo de M&M's no terceiro dia dessa doce experiência, ela estava pronta para processar Clara. Em um telefonema histérico, ela disse a Clara que sua filha havia comido mais chocolate do que nunca e questionou como ela supostamente emagreceria *assim*. Clara garantiu que a menina estava reagindo aos anos de privação e que, quando ela acreditasse, acreditasse de verdade que poderia comer o que quisesse e que a mãe não roubaria a fronha dela, ela relaxaria e começaria a comer somente quando o estômago demonstrasse fome.

No nono dia, a fronha ficou no quarto. Ao final de cinco semanas, a filha tinha esquecido os M&M's e perdido quase três quilos.

A fantasia do sabor dos M&M's é mais encantadora do que o sabor dos M&M's. A fantasia de ser magro é mais poderosa do que ser magro. A fantasia de passar a vida com um parceiro indisponível é mais emocionante do que passar a vida com alguém que não ama você.

Como filhos de famílias problemáticas, passamos a vida a desejar o que nos era proibido: o amor. E, como nunca o recebemos, continuamos a acreditar que ele é proibido. Negociamos com uma autoridade invisível: se comermos somente bolachas *diet* e bebidas de proteína, se nos torturarmos e nos privarmos bastante, afinarmos nossos corpos até sobrarem apenas os ossos, será que seremos os filhos adoráveis que os nossos pais não notaram?

Agimos como se fôssemos crianças assim: coniventes, à espera, que se humilham para conseguir amor. Não sentimos atração por pessoas que são carinhosas conosco, mas atraímos relacionamentos que repetem as feridas do passado.

A participante de uma palestra disse que poderia descrever o seu histórico de relacionamentos dizendo que passara 50 anos tentando ficar com as pessoas erradas.

Quando elas ficam, quando um homem casado deixa a esposa para ficar com a amante, quando um relacionamento de longa distância se torna uma parceria de convivência, a fantasia se quebra. Os amados por quem estávamos dispostos a morrer se tornam seres humanos comuns que fazem barulho demais ao comer cereais e soltam puns durante o sono. Não são os Ralphs, os viciados em trabalho e os homens casados que queremos: queremos o amor que não recebemos de nossas mães e pais.

Depois de passar um ano dando escândalos nos aeroportos sempre que Matt viajava, percebi que não era ele quem eu queria que ficasse, era meu pai que eu queria que ficasse e me protegesse de minha mãe. Eu precisava dele e, quando ele foi embora, me senti apavorada e abandonada. Se Matt ficasse em casa pelos próximos 60 anos, se ele nunca fosse ao supermercado ou desse uma volta no quarteirão, ainda assim eu não conseguiria mudar o fato de que me sentia apavorada e abandonada quando meu pai me deixou. Quando parei de tentar fazer a pessoa errada ficar e comecei a me permitir sentir dor e raiva pela pessoa que eu queria que ficasse – a dor que tentei evitar por 35 anos –, parei de fazer escândalos nos aeroportos.

Fantasiar e desejar o que é proibido está relacionado ao nosso desejo de silenciar a dor do passado. Foi valioso endeusar as pessoas de quem precisávamos quando éramos crianças. A saudade do que não poderíamos ter nos deu esperança de que, um dia, o teríamos e nossa vida seria melhor. A fantasia e o desejo eram nossos amigos.

O problema da fantasia é o maior benefício da fantasia: ela nos impede de viver o momento presente. No entanto, o presente agora é diferente do presente em outros tempos e, embora as pessoas ainda fiquem doentes, vão embora e morram no presente, também é no presente que os corações se abrem e o amor entra.

capítulo 5

A síndrome da atitude errada

Matt e eu voltamos de uma viagem e brigamos. Minhas malas estavam abertas no escritório e as minhas roupas, livros e papéis estavam espalhados por toda parte. Na cozinha, cheia de água lamacenta, havia uma panela que eu tinha queimado na noite anterior à viagem. O mosaico de tarefas inacabadas e decisões pela metade que eu havia deixado para trás parecia esmagador. Depois de 30 minutos em casa, eu queria rastejar para fora da minha vida.

Matt, por outro lado, estava radiante. Quando entrei no escritório dele, suas malas também estavam abertas e suas roupas, livros e papéis estavam espalhados por todos os centímetros do espaço, mas ele estava recostado na cadeira de couro cinza, com os pés sobre as camisas jogadas na escrivaninha e ria enquanto falava ao telefone. Blanche, nosso gato estrábico de oito quilos, ronronava no colo dele.

– Obrigado – disse Matt – É ótimo estar em casa, e é sempre bom ouvir que sentiram saudades de mim. – Ele me lançou um olhar que dizia

– Você quer falar comigo? – Eu concordei com a cabeça. Ele balbuciou as palavras: – Daqui a alguns minutos. Eu disse: –Tudo bem.

Mas não estava tudo bem. Ao fechar a porta do escritório decidi que morava com um idiota insensível que negava os próprios sentimentos. E se há algo que não consigo suportar, murmurei para mim mesma, é alguém que diz que está feliz em meio a circunstâncias graves. Isso me deixa louca. Faz me sentir de volta à minha família, quando dizia ao meu pai que havia algo errado e ele ria enquanto respondia: "Não amor, não querida, não gatinha, nada está errado, tudo está bem entre mim e sua mãe". Quando Matt saiu do telefone, eu estava desvairada.

– Não acredito que você está sentado aí, com os pés na escrivaninha, como se não houvesse nada para fazer aqui. Que tal cuidar do correio, do jardim, do vidro que esquecemos de reciclar, da panela na pia? Em todo lugar há algo para fazer e você está simplesmente no seu escritório, com a porta fechada, rindo no seu mundinho como se fosse carnaval.

Os cantos da boca de Matt começaram a se enrugar. Eu sabia que um meio sorriso atravessaria seu rosto em seguida. Minha mãe costumava mandar eu tirar aquele sorriso do rosto ou ela me arremessaria até o meio da semana seguinte.

– O que é tão engraçado? – perguntei. – *Odeio* quando você ri de mim.

– Quantos anos você tem neste momento? – ele perguntou.

Essa pergunta deveria ser o meu sinal, segundo um acordo predeterminado, de que algo naquele momento havia me levado de volta a uma posição dolorosa da infância.

Eu não aceitei. Dessa vez, decidi que eu estava certa e ele errado e qualquer pessoa com um pé na realidade concordaria comigo.

– Que pergunta estúpida. Quantos anos você acha que eu tenho? – repliquei.

– Punky – ele disse com delicadeza –, você esqueceu que sou seu amigo, não seu inimigo? Se estiver se sentindo sobrecarregada, pode simplesmente dizer. Diga-me que precisa de ajuda e o que eu posso fazer. Você não precisa me afastar.

– Você não é meu amigo. (Eu tenho seis anos e é verão. Nancy e eu estamos sentadas na varanda da casa na rua 18, tínhamos acabado de terminar um jogo de amarelinha. Nancy tem o cabelo naturalmente cacheado cujos caracóis negros caem ao redor do rosto e sobre a camisa listrada de branco e vermelho.

– Meu aniversário é em abril e o seu em agosto. Sou mais velha que você e conheci sua mãe antes de você – diz ela. Sinto como se ela tivesse acabado de me dar um soco no estômago. Não é justo, ela é minha mãe, como ela pode não ter me dito que conheceu Nancy antes de me conhecer? Eu encaro Nancy. Queria ser ela. Queria ter aquele cabelo cacheado. Queria ter conhecido minha mãe antes. Penso muito em como devolver na mesma moeda. Finalmente digo:

– Tudo bem, espertinha, você pode ter conhecido minha mãe antes de mim, mas, como você nasceu antes de mim, vai morrer antes também.

– Vou nada – ela diz.

– Vai sim.

– Vou nada.

– Vai sim.

– Vou nada.

– Você não é mais minha amiga – digo, dando um fim imediato à conversa.)

– Eu não sou seu amigo? – Matt pergunta, incrédulo. – Você dificulta tanto a sua vida. Mesmo agora que tem alguém que quer amá-la mais do que ninguém jamais a amou, você insiste em enfrentar as dificuldades sozinha.

Abro a boca para dizer que um amigo meu não ficaria sentado no próprio escritório e riria enquanto estou aqui fora com panelas queimadas e correspondência acumulada, mas perco terreno, as palavras soam desgastadas. Em vez disso, digo:

– Não sei como pedir ajuda quando me sinto sozinha. Afasto você porque acredito que você já foi embora e não quero parecer uma idiota pedindo ajuda a alguém que não me ama. Se eu sentisse que poderia, se naquele momento eu acreditasse que você se importava comigo e queria me ajudar, eu não o afastaria.

– Uma hora atrás, você sabia que eu a amava. Do nada, você acha que não a amo mais?

Eu concordo com a cabeça, as lágrimas estão presas na minha garganta. Se eu falar agora, sei que as palavras sairão com o mesmo tom alto acusatório no qual escutei Sasha, que tem três anos de idade, falar com Sara, com lágrimas descendo pelo rosto.

– Você arrancou a cabeça do búfalo de biscoito com uma mordida e agora ele não consegue enxergar.

Ao mesmo tempo, me sinto confusa e sozinha e não quero fingir que estou bem. Assim que Matt repete o que me ouviu dizer, tudo me soa ridículo, mas verdadeiro.

Ser capaz de mudar da confiança aparente para a desolação total de uma hora para a outra é um dos sintomas de estar em um corpo de adulto e vivenciar a vida através da casca quebrada da infância.

Quando eu era criança, parecia que em um momento tudo estava bem e, no momento seguinte, tudo havia desmoronado. Na terça-feira, eu dizia à minha mãe:

– Pode me ajudar com o dever de casa hoje à noite? – E ela respondia: – Claro, querida. – Na quarta-feira, eu perguntava: – Pode me ajudar com o dever de casa hoje à noite? – E ela respondia: – Por que você não faz sozinha? Por que você sempre tem de pedir alguma coisa? Não vê que estou ocupada? Você não pensa em ninguém além de você? – Às vezes, ela me dava um tapa no rosto. Eu passava horas no meu quarto pensando no que havia feito e me perguntando por que eu sempre pensava em mim primeiro e por que nunca a levava em consideração. Eu me odiava. Em uma noite, tentei arrancar todo o meu cabelo. Eu era burra, gorda, egoísta e queria me machucar.

Julia, uma mulher em uma palestra, contou a história de como o pai dela foi embora quando ela tinha cinco anos e a mãe a levou para Miami para começar uma vida nova. Uma vida na qual o divórcio era desconhecido e na qual ser mãe solteira não era atraente nem socialmente aceito. Então, a mãe dela mentiu para os amigos e disse que havia se mudado para Miami sozinha e que não tinha filhos. Julia não tinha permissão para atender ao telefone, não podia sair em público com a mãe. Quando ela se esquecia de obedecer às regras, era severamente punida, mandada para o seu quarto sem jantar ou beijos ou histórias para dormir. Julia cresceu acreditando que, se fizesse um movimento errado, dissesse uma coisa errada, agisse de uma forma que não fosse do agrado do seu professor ou amigo ou amado, seria castigada. Após 50 anos, ela continua a tentar arduamente ser perfeita. Ela não quer dormir sem beijos.

A síndrome da atitude errada não é algo que você faz, é como você é. Suas palavras e ações são maculadas pela ideia urgente de que o futuro depende de fazer a coisa certa nesse momento, agora. Se você cometer um erro, estragará tudo. O mundo está dividido entre bom e mau, certo e errado, preto e branco. Não há tons de cinza, não há meios-termos, não há espaço para paradoxos, não há passado, não há clemência. Se a pessoa perguntar sobre o dever de casa na noite errada, se atender o telefone quando não deveria, não será perdoada. Se ela não for perfeita, será má, e, se a pessoa for má, será terrível. Os julgamentos são implacáveis.

Quando você cresce acreditando que é amado pelo que faz, não pelo que é, sua sobrevivência depende de fazer a coisa certa. Se tomar uma atitude errada, acha que vai morrer.

A síndrome da atitude errada é a descrição da reação a um sentimento, um evento ou uma pessoa na qual, em um momento, tudo parece estar bem e, no momento seguinte, não há nada, nem uma coisa sequer que esteja bem ou seja certa no mundo. A síndrome da atitude errada é a descrição de como é ser um adulto razoavelmente confiante em um momento e uma criança aterrorizada no momento seguinte.

Você acorda pela manhã confiante de que hoje será um dia com um quilo a menos, ainda melhor do que ontem, quando perdeu meio quilo. Você veste suas calças de tamanho intermediário, não as de número menor que estão penduradas no armário, mas tampouco as de número maior. Você percebe que elas fecham facilmente com espaço de sobra para um polegar, muito diferente de duas semanas atrás, quando você teve de se espremer dentro delas e segurar a barriga para dentro o dia todo, tomando pequenos fôlegos para evitar que o botão estourasse e você tivesse consciência da sensação desconfortável de ser espremida até a morte. No café da manhã você come ovo poché, *com torrada seca; uma maçã no lanche matinal. No almoço, um pedaço de frango grelhado sem pele e três fatias de tomate, ao mesmo tempo se parabeniza por ser tão boa, pelo peso que perderá. Você se premia pela privação que sente ao visualizar a si mesma, magra, entrando num recinto. Todas as cabeças se viram, enquanto pessoas inocentes são praticamente derrubadas de suas cadeiras, de tão surpresas com a magnificência do seu sorriso, dos seus olhos, da sua figura esbelta. Hoje será um bom dia para fazer compras, você diz a si mesma, experimentar roupas novas, ver como fica bem em tamanhos menores. Você entra no carro e começa a dirigir para sua loja preferida, mas, quando para no semáforo, percebe que algo está errado. Algo a corrói. Você não consegue expressar em palavras, mas, ao se sentar ali, a sensação cresce de maneira cada vez mais opressora até achar que sufocará com o seu peso. Você sente dificuldade para respirar, a ansiedade aumenta e você quer que isso pare. Tudo o que importa é que isso acabe e você começa a pensar nas bombas da padaria que fica ao lado da loja de roupas. De repente, você fica aliviada. Algo levará essa sensação para longe. Você não precisa se despedaçar. Você não vai sufocar. Com a determinação de um samurai, você guia o carro até o estacionamento e seus sapatos estalam quando anda na calçada. Você olha para o homem com óculos de armação de tartaruga que passa à sua esquerda, mas não o vê de verdade, não vê nada, sua mente é um raio laser de decisão. Você quer a comida. Agora, você está parada diante da vitrine de vidro, ouvindo a si mesma pedir não só uma, mas quatro bombas, cinco biscoitos e um bolo de marzipã. Você murmura algo sobre uma festa enquanto paga pelo seu alívio e vai embora. Mais estalos dos sapatos na calçada, o som da porta do carro ao abrir, o baque dela ao fechar e finalmente você está sozinha com seu abençoado alívio. Rapidamente, freneticamente e sem sentir o gosto, você engole duas bombas. Com um ritmo um pouco mais lento, come a terceira. Seu estômago está ficando cheio, dá para sentir o chantilly roçando suas costelas, as calças ficando apertadas. Merda. Você estragou tudo. Você realmente estragou tudo. Estava indo tão bem, passou 16 dias comendo torrada seca e frango sem pele e estragou tudo em uma tarde. Dez minutos. Dez malditos minutos e 16 dias estão arruinados. Dez malditos minutos e a sua vida inteira está arruinada. Uma atitude errada. Por que você tinha de ir à padaria? Por que não podia simplesmente entrar na loja de roupas? Por que não consegue fazer nada certo? Você sabia que não adiantava nada tentar emagrecer, sabia o tempo todo, não deveria nem ter tentado. Você consegue sentir a pele se esticar agora mesmo, nesse segundo, seu estômago aumenta, não adianta tentar manter o peso sob controle, é melhor desistir. Do mesmo jeito que desiste de tudo.*

Nós comemos como vivemos. O que fazemos com a comida, fazemos com nossas vidas. Comer é um palco no qual atuamos nossas crenças a nosso respeito. Como comedores compulsivos, usamos a comida para somatizar nossos medos, sonhos e convicções mais profundos. Há algo errado quando cambaleamos para ataques de desespero depois de comer um pedaço de pão de alho ou três bombas. Há algo errado quando sentimos que temos de nos privar de alimentos que amamos porque acreditamos que estamos abusando deles (ou de nós mesmos) se os tivermos em nossas vidas. Há algo errado quando usamos a comida para nos expressar.

Eu me lembro da sensação de andar com cuidado pela casa quando suspeitava que minha mãe estava de mau humor. Andava pelo tapete na ponta dos pés, fechava e abria as portas com uma lentidão dolorosa para que ela não me ouvisse. Na maior parte do tempo, eu ficava sentada no tapete laranja e florido que havia no meu quarto, e não me mexia. Não fazia ruído com os trabalhos de inglês, não ia ao banheiro, não abria ou fechava nenhuma gaveta. Eu andava em uma linha tênue entre segurança e loucura, e sabia disso. Uma atitude errada e minha mãe entraria em uma fúria de histeria púrpura. Uma atitude errada e eu sentiria apenas o estalar de carne atingindo carne, unhas vermelhas arranhando meus braços, dor de cabeça por ter sido arrastada pelos cabelos pelo quarto. Uma atitude errada e eu só me importaria em sobreviver a essa atitude errada que tive.

A participante de uma palestra chamada Rita descreve a vida dela quando era uma menina de sete anos:

– Minha mãe morreu quando eu tinha seis anos. Meu pai se casou com a empregada. Ambos eram alcoólatras. Aos sete anos, eu já sabia o número de telefone de todos os bares da cidade. Quando eram 22 ou 23 horas, eu ia até o bar e buscava meu pai. Ele ficava muito zangado comigo por interrompê-lo enquanto estava com os companheiros e, às vezes, ele batia em mim ali mesmo, mas normalmente esperava até chegar em casa. Quando minha madrasta estava envolvida, ela batia em mim mais do que meu pai. Ela quebrou o meu braço uma vez.

Uma amiga fala sobre ser jogada no armário pela mãe quando fazia algo errado: – Uma vez foi porque chamei minha irmã de idiota e eu não podia usar essa palavra. Outra vez foi porque mostrei a língua pelas costas do meu pai. A expressão da minha mãe mudava e eu sabia o que aconteceria: ela me agarrava pela gola e me arrastava pelo quarto, abria a porta do armário e me jogava lá dentro. O armário escuro tinha cheiro de lã molhada. No fundo do armário havia cachecóis e chapéus em uma caixa. Às vezes, minha mãe não abria a porta durante horas. Uma vez, ela se esqueceu de mim a noite toda e eu passei a noite em cima de três gorros e um par de luvas de couro.

A síndrome da atitude errada trata da fragilidade que você carrega no corpo, da crença de que as coisas estarem bem é uma ilusão, como a de quando seu pai alcoólatra aparecia sóbrio na peça da escola e agia como os outros pais por uma noite. Você se preparou para o pior, sempre se preparou para o pior, sabia que as coisas podiam desmoronar a qualquer momento. Sabia que as coisas já haviam desmoronado, mas nunca deixou de esperar que seu pai ficasse sóbrio para sempre e nunca deixou de esperar que sua família fosse diferente, nunca deixou de fingir que eles já eram diferentes.

Todas as noites, eu apagava a luz ao lado da cama e me ajoelhava no chão, com as mãos juntas em oração. *Por favor, Deus, abençoe a mamãe e o papai, mas não deixe que eles se divorciem. Todas as noites durante dez anos*, mesmo depois do bater das portas e de a minha mãe desaparecer por dois dias, eu rezei, sabendo que não conseguiria mais aguentar. Eu escorregava, eles escorregavam, mas eu continuava esperando, rezando. Não deixe que eles se divorciem.

Todo verão, durante as Olimpíadas havia um cabo de guerra no acampamento. Ambos os lados, os astecas e os conquistadores, se preparavam posicionando as pessoas mais fortes na frente. Eles cavavam buracos para os calcanhares, usavam luvas para evitar queimaduras de corda, ficavam parados ao lado da corda que se estendia como uma cobra que dormia a seus pés. Depois Hal, o orientador-chefe, soprava o apito e os mais fortes pegavam a corda e a puxavam, enquanto os campistas, que usavam vermelho para os astecas ou azul para os conquistadores, torciam.

– Puxe, puxe, puxe mais forte, mais forte, puxe, puxe. – À noite e sob a luz de uma fogueira, dava para vê-los se cansarem, dava para vê-los escorregando dos buracos que haviam cavado, dava para ver que o seu time ia perder. No entanto, eu continuava à espera. Mesmo quando Lee Rordine, o mais forte, com seus braços protuberantes e seu rosto travado em uma determinação corajosa, triturava o corpo e se preparava para um último puxão vencedor, eu continuava a esperar que algo acontecesse, por favor, Deus, não deixe que eles se divorciem.

Eu fui uma criança asteca, que construiu um império na esperança de que Lee Rordine escorregasse no último momento e deixasse a corda cair. Minha mãe estocava a geladeira com sorvetes Häagen-Dazs. Eu era a única pessoa que conhecia que chegava em casa depois da escola com seis potes de sabores dourados e brancos, e tinha certeza de que isso tinha de contar alguma coisa. Frances e a irmã dela, Margaret, me visitavam aos domingos só para ficarem paradas na frente da geladeira e encararem a salada de caranguejo e o frango frito do Poultry Mart, o sorvete de café, baunilha e passas ao rum. Éramos amantes compreensivas que contemplavam as luas douradas dos nossos amados. Depois de alguns minutos de murmúrios e salivação, escolhíamos o que queríamos comer e levávamos para a mesa, com olhos cintilantes. A cada colherada da comida, eu entoava em silêncio: "Tenho uma família normal, tenho frango e sorvete na geladeira, sou como você, sou, sou, sou. Como minha mãe enche o congelador, ela deve me amar, ela deve ser uma mãe normal. E daí que ela nunca está em casa? E daí que meu pai não fala com ninguém? Isso é real, é possível ver a comida, tocá-la, é uma comida melhor do que a que outras mães colocam na geladeira. Minha mãe é uma boa mãe, é uma mãe generosa. Uma mãe que compra Häagen-Dazs não pode pensar em ir embora, por favor, Deus, não deixe que se divorciem".

Mas a camada de ilusão era fina como o gelo de novembro em um lago. Ao observá-lo de uma colina, você acha que dá para deslizar no lago por horas, mas, quando o testa com o dedo, ele se racha e a camada de gelo afunda. Eu me recobri de geadas de novembro: minha mãe é uma mãe normal e somos uma família normal. Eu menti para mim mesma, menti para os meus amigos. Eu acreditei nas minhas mentiras.

Quanto mais eu fingia, mais frágil me tornava. Quanto mais fingia, mais provável era que alguma coisa, qualquer coisa, desencadeasse o mundo subterrâneo de desespero que eu escondia. Quanto maior era a distância entre a verdade e a minha aparência, maior era a possibilidade de sair do sério por uma atitude errada. Estar de dieta e fingir que amava deixar de comer queijo ou chocolate, ou que, pelo resto da vida, estaria tudo bem em não ficar no mesmo recinto que um bolo, aumentava as probabilidades de eu me empanturrar quando alguém comentava sobre meu cabelo, meu vestido, o tempo. Passar anos fingindo que não senti nada quando minha mãe foi embora aumentava as chances de eu me sentir abandonada quando Matt viajava por três dias. A síndrome da atitude errada é um sintoma de uma vida inteira de mentiras.

Eu tinha 17 anos quando tentei contar a verdade a alguém pela primeira vez. Minha amiga Penny e eu estávamos sentadas na Squire Delicatessen na Middle Neck Road. Eu tinha pedido um café maltado dos Vigilantes do Peso e rabiscava com o dedo no balcão de linóleo rosa. Minha mãe tinha chegado às 4h30 naquela manhã e o meu pai, saído às 6h30. Eu queria agarrá-lo pelos ombros e gritar para ele fazer alguma coisa, queria chamar minha mãe de adúltera e dizer que ela estava quebrando um dos Dez Mandamentos, mas, em vez disso, decidi contar a Penny o que vi e pedir conselhos. Penny era a minha única amiga que tinha uma mãe divorciada, então supus que ela sabia de coisas como adultério.

Quando o meu café maltado e o hambúrguer dela chegaram, perguntei:

– Sua mãe teve um caso quando ela e seu pai estavam casados?

– Não – ela respondeu enquanto colocava um pedaço de picles na boca.

Isso não ia ser fácil. Eu remexi a salada de repolho, sacudi um pedaço de cenoura na mistura de maionese e repolho.

– Bom, e aí? Quero dizer, o que causou o divórcio?

– Eu não sei. Acho que eles estavam infelizes juntos.

– A sua mãe alguma vez bateu em você?

– Não – ela respondeu mais uma vez. – Você viu a nova namorada do Jeffrey Etra? Ela frequenta a Roslyn, é mais velha e Sue me contou que ela já fez de tudo com um garoto da faculdade no banco traseiro do carro! Dá para *a-cre-di-tar*?

– Eu acho que minha mãe tem um caso – disse rapidamente.

– Ah, não seja ridícula. Essa é a coisa mais besta que já ouvi.

– É, pode ser – eu disse e comi mais um pouco da salada de repolho, enquanto esperava por mais um café maltado.

Nos 18 anos seguintes, me tornei uma especialista em dois potentes mecanismos de defesa: a negação e a minimização. Quando fui à Índia e aprendi a respeito de reencarnação e da escolha dos próprios pais, decidi que tinha crescido em um lar alcoólatra e violento para aprender lições. Eu perdoei minha mãe. Continuei a idealizar meu pai. Tudo ia bem. Até uns anos atrás, quando conheci Matt e, de repente, me senti uma criança novamente. Toda vez que ele viajava, toda vez que ficava com raiva de mim, minha língua ficava paralisada na garganta quando tentava formar as palavras que haviam sido banidas 30 anos antes. Palavras como: tenho medo de que quando você vai embora não volte mais. Palavras como: fique comigo, preciso de você; quando você fica zangado, tenho medo de que me mate.

A síndrome da atitude errada é a representação do que acontece quando algo ou alguém aciona sentimentos para os quais nunca aprendemos palavras para descrever. É uma representação da súbita mudança que sofremos quando sentimentos inconscientes e renegados vêm à tona e, como um enxame de abelhas, enchem o ar com um barulho tão denso que você acha que vai enlouquecer. É o resultado de ser um adulto e vivenciar o presente como uma criança.

Durante uma palestra que dei em Chicago, pedi que os participantes descrevessem suas infâncias em uma ou duas palavras. Transcrevi uma dúzia aleatória das respostas: dividida, bombardeada, isolada, solitária, zona de guerra, triste, OK, bêbada, violenta, parecida com Hiroshima, atormentada. Vale lembrar que essa palestra era sobre compulsão alimentar, não sobre famílias problemáticas, abuso sexual, alcoolismo ou espancamento.

Eu trabalho com milhares de pessoas por ano, dou palestras há 12 anos. A maioria das pessoas descreve sua infância da mesma forma que esses 12 participantes de Chicago. Não digo isso para pôr a culpa nas mães e nos pais, mas para dar uma explicação às crianças adultas: quando sua infância foi dividida e você não se deu a chance de sofrer pelos anos perdidos, você vê a vida sob uma lente "despedaçada". Você vê que a vida não é generosa, não é segura, que não se pode contar com nada. Quando algo é fácil (um relacionamento, uma situação), você acredita que está negligenciando algo e acha melhor não começar a pensar que é assim que vai ser. Há três anos, escrevi no meu diário: "Quando estou feliz, me pergunto se estou negando alguma coisa e, quando estou infeliz, imagino se as coisas sempre serão assim".

Quando se olha para o mundo através de lentes quebradas, ele parece despedaçado. Você carrega a visão da catástrofe iminente no coração e, quando algo acontece (você volta de viagem e a panela está queimada ou come um pedaço de pizza quando não está com fome), reage com a tristeza e a fúria de dez mil anos. A panela está queimada, sua mãe o abandonou, seu pai abusou de você, seu amado jogou em você uma frigideira de ferro fundido, você foi jogado na cadeia por desobediência civil, os golfinhos são assassinados por causa dos sanduíches de atum, você perdeu o concurso de soletração quando tinha dez anos porque Ricky Petosa beliscou o seu traseiro. Não se trata somente daquele momento, não se trata só dessa atitude errada, mas sim de todos os momentos, todas as atitudes erradas quando você se magoou e sentiu que tudo estava perdido e nada jamais daria certo novamente. Uma atitude errada e todas as traições e ressentimentos não ditos, os sonhos esmagados, o terror de viver com um pai que você precisava salvar ou uma mãe de quem você tinha de cuidar, uma atitude errada e todas as atitudes erradas cometidas por qualquer pessoa na sua vida se tornam essa atitude errada, agora.

Você se divide em duas pessoas: o adulto que não tem nada a ver com a dor e a criança que não sente nada além da dor. O adulto que funciona sem problemas e responde adequadamente e a criança que tem limites ressaltados e quer dizer não a tudo, ser consolada o tempo todo, ficar de pé e gritar para receber atenção no meio de um auditório silencioso. A criança é a sua testemunha: o passado está gravado de maneira indelével no corpo dela, como uma marca de gado. Quando as pessoas o conhecem, você sente que elas não conhecem o seu eu verdadeiro, pois, na semana ou mês ou ano seguinte, uma atitude errada pode trazer o passado inacabado de volta. Você é como a brincadeira de ligar os pontos, mas sem a linha que os conecta. Você enterrou o fio que fazia tudo ter sentido e, ao fazê-lo, deu o poder de arruinar sua vida a três bombas.

A síndrome da atitude errada é a descrição do efeito de eventos desconhecidos ou minimizados do passado na nossa vida cotidiana. Precisamos repassar o passado para viver no presente. Repassar, não ir além. Repassar, não passar por cima. Por dentro, não por fora. Falar, sentir, chorar, se enfurecer, rir, ter coragem de ser honesto quanto ao passado. Dessa forma, o presente se torna o que é, nada mais. Ao comer uma pizza congelada porque alguém do trabalho disse que você parecia ter engordado alguns quilos, você não está provando a si mesma, à sua mãe ou ao seu ex-líder dos Vigilantes do Peso que nunca conseguirá perder peso, será gorda e feia pelo resto de sua vida: você comeu uma pizza congelada e, na próxima vez que tiver fome, comerá novamente. Quando você e seu amado brigam e ele a chama de egoísta, não quer dizer que sua mãe estava certa e você é um ser humano terrível e nunca conseguirá amar alguém. Quer dizer que seu amado ficou com raiva e chamou você de egoísta e que, quando ele não estiver com raiva, vai chamar você de Punky outra vez.

capítulo 6

Luto pelos anos perdidos

Estou sentada no quarto Coconut no Hotel Le Baron em San José com Rose e Deborah, são 2 horas da manhã e estou 23 quilos acima do peso. Estou mais gorda do que jamais estive na vida. É a terceira semana do meu compromisso de parar com as dietas. Acabei de passar 13 dias sem comer nada além de biscoitos de chocolate (crus e assados) e tenho medo de ganhar 50 quilos, de não comer nada além de açúcar pelo resto da vida. Temo que a minha decisão de confiar em mim mesma seja uma permissão disfarçada para a compulsão e que a convicção de que posso comer o que quiser é a base da pior peça que já preguei em mim mesma.

Rose pede uma salada grega, Deborah pede frango grelhado e abobrinha, eu peço um *brownie* com sorvete de baunilha e calda de chocolate quente.

Quando o garçom põe o *brownie* na minha frente, Deborah diz:

– Não acredito que você vai comer isso! Olhe para você, está mais gorda do que nunca. Como pode fazer isso consigo mesma? É quase revoltante assistir a isso.

Eu sou um poço de vergonha. Quero desaparecer em silêncio e quero comer a mesa. Odeio tudo a meu respeito, meus dedos rechonchudos, minhas pernas de tronco de árvore, e odeio Deborah. Ela está certa e isso é revoltante. Eu sou revoltante.

O silêncio é contundente, mas não tenho ideia do que dizer. Soa ridículo dizer a ela que comer brownies e sorvete às 2 horas da manhã me ajudará a emagrecer, e não posso falar para ela cuidar da própria vida, eu nunca disse isso a ninguém.

Estou sentada na mesa infantil do Hotel Grossinger nas montanhas Catskill. O garçom chega para anotar nossos pedidos. Geri pede bolo de carne e purê de batatas, Ricky pede um hambúrguer, Donald pede frango frito. Não gosto de nada no cardápio além dos legumes. Peço o prato de legumes. Quando o garçom coloca o arranjo colorido na mesa, todas as crianças começam a gritar: – Eca, legumes, que nojo! Devolvo meu jantar e peço bolo de carne.

Deborah está esperando uma resposta.

Eu respiro fundo. Tiro meus olhos das bordas do sorvete que derrete, a parte que mais gosto, e olho para ela. Ela bufa de raiva. Está pronta para uma briga.

– Eu decidi não fazer mais dieta, me dei um ano para comer o que quiser, sem sentir nenhuma culpa – eu disse.

Ela, surpresa, continua sua lenga-lenga. Não a ouço mais. Não ligo para o que ela pensa. Como metade do *brownie* e três colheradas do sorvete. Quando chego em casa, como uma torrada com manteiga de amendoim, três punhados de granola e uma banana. Se eu empilhar comida suficiente sobre a vergonha, talvez não a sinta mais.

Durante aquele primeiro ano no qual mudei minhas atitudes e comportamento em relação à comida, passei quase todos os dias pensando se estaria louca. Todas as pessoas que eu conhecia estavam de dieta. Quando contei à líder do meu grupo das quartas-feiras à tarde dos Vigilantes do Peso que havia tirado uma licença, ela disse:

– Comer com discernimento e vigiar tudo o que você põe na boca pelo resto da vida: essas são as únicas coisas que funcionam. – Concordei com a cabeça enquanto encarava sua blusa de seda verde-limão, sua sombra cinza aplicada com esmero. Eu desejava a validação dela, queria que me dissesse quanto eu era corajosa, queria que me desejasse boa sorte.

Ganhei quatro quilos e meio nos dois primeiros meses, três quilos e meio no mês seguinte. Durante o quarto mês, meu peso se estabilizou. Ao final do quinto mês sem dieta, estava seis quilos acima do maior peso que já havia tido (e não conseguia decidir se isso era um grande sucesso ou um triste fracasso). Três meses antes, eu não teria acreditado que era possível comer o que eu quisesse sem engordar, mesmo por um dia. Por outro lado, eu já estava gorda, então que diferença fazia não engordar ainda mais?

Em um ano e meio, fui do tamanho 38 para o 52, e fiquei mais exigente em relação à comida do que nunca ficara antes: se eu ia a um restaurante e eles não tinham uma comida que "sussurrasse"* para mim (algo que eu sabia que desejava sem ver, conhecer ou provar), ia embora. Em uma tarde, Rose e eu fomos a quatro restaurantes diferentes porque eu não conseguia encontrar um "sussurro". Se o pão chegasse frio à mesa, eu pedia ao garçom que o levasse de volta à cozinha e o esquentasse. Quando saía para jantar com meu pai, pedia uma taça de água quente com limão. Quando visitei a casa da minha mãe naquele ano, tomei sorvete de café no café da manhã. Pela primeira vez na vida pedia o que queria e não deixava ninguém me dizer que não podia fazer isso. Ninguém sabia o que me dizer, como falar comigo. Ninguém sabia o que eu estava fazendo.

Eu sabia.

No dia 16 de maio de 1980, no quinto mês sem fazer dieta, escrevi: "Estou desfazendo 23 anos de lavagem cerebral, de ouvir que meus anseios não têm fim e que preciso estar alerta para tentar controlá-los. Não sou fraca, não sou gulosa. Não preciso ter medo de mim mesma. Eu posso (e irei) confiar em mim mesma para adotar o que é revigorante e recusar o que me destruir. Sou digna de ser amada, sou amorosa e minhas escolhas sobre comida refletirão isso, se eu me der a oportunidade".

Quando tentei dizer isso aos meus amigos, principalmente às pessoas que estavam de dieta, era como gritar em uma ventania.

---

* Um sussurro é um alimento que você sabe que deseja sem antes de vê-lo, conhecê-lo ou sentir o cheiro.

Há algumas semanas, Matt me contou que a mãe dele fazia sapatos para ele.

– Ela *fazia* sapatos para você? Você não conhecia Stride-Rite e Buster Brown?

– Eu tinha pés largos, como toda a nossa família. Ela descobriu os sapatos Murray's Space, fez formas de gesso dos nossos pés e sapatos que coubessem nas formas. Lembro da primeira vez que brinquei com eles na rua. Me sentia andando no ar.

A mãe dele fazia sapatos para ele.

A mãe dele convidava a equipe de xadrez para jogar na casa dele para que Matt sentisse que seus amigos eram sempre bem-vindos.

Quando o melhor amigo dele, Kenny, arrancou o siso, ele quis ir à casa de Matt para que Barbara pudesse cuidar dele e fazer creme de ovos para ele.

A mãe dele o ensinou a cozinhar. Quando foi para a faculdade, eles trocavam receitas. Ele ainda faz o chucrute da mãe nas noites chuvosas de inverno.

O único trauma de que Matt consegue se lembrar é quando caiu dentro do vaso sanitário aos três anos, durante uma festa dos pais dele, e teve que gritar muito alto para que alguém o escutasse e o tirasse de lá.

Não consigo imaginar a segurança de uma vida com uma mãe que faz sapatos para mim, e Matt não consegue imaginar uma vida sem ela.

Quando falo com ele sobre o meu luto pelos anos perdidos, quando falo sobre drama, controle e compulsão, ele balança a cabeça e murmura com compaixão, mas não entende. Não de verdade.

Quando falo em uma palestra sobre a necessidade de voltar ao começo, de desfazer nossas camadas e voltar ao que está sob a compulsão, à dor que a moldou e a tornou necessária, às mensagens que aprendemos sobre nós mesmos, vejo os participantes tentando pedir ajuda, mas eles ainda não entendem, não de verdade.

– É tarde demais – eles dizem. – Estamos com 50, 60 anos. Não está na hora de paramos de falar sobre o que nos aconteceu quando tínhamos 12 anos?

Sim, está.

Está na hora de paramos de falar sobre isso e começarmos a fazer algo a respeito.

Minha mãe.

Ela tirou dez nas matérias durante anos e, em um ano, sem lembrar o porquê, ela deixou de ligar para a escola, deixou de ligar para si mesma. Pergunto a ela sobre esse ano.

– Aconteceu alguma coisa que a aborreceu? – eu pergunto.

– Não que eu me lembre.

– Mãe, alguma vez você foi molestada sexualmente? – digo, dando um palpite.

– Sim.

– Sim? Você já falou sobre isso? Você já contou à sua mãe a respeito? O que aconteceu?

– Não, nunca falei sobre isso. Não parecia importante e aconteceu há tanto tempo. O que está feito, está feito.

– Mas *o que aconteceu*?

– Nós morávamos em uma casa alugada no Bronx e meu primo Arnold morava no andar de baixo. Aos domingos, quando vinha nos visitar, ele me trancava no banheiro e colocava o pênis para fora, me dizia que devia esfregá-lo até que ficasse duro e ele gozasse. Ele me disse para nunca contar à minha mãe e eu nunca contei. Ele era da família, ela não teria acreditado em mim.

– Mãe, isso deve tê-la afetado. Deve ter feito você sentir vergonha do seu corpo, como se você fosse suja ou má de alguma maneira.

Estamos sentadas no que antes era o meu quarto, o mesmo de onde liguei para Penny Lithgow e chamei 21 amigas para a festa do pijama, uma vez. Eu não gostava daquele quarto. Ele era decorado com um tapete laranja florido e um armário embutido marrom-escuro, com portas de malha de arame dourado. Eu queria renda e babados. Eu queria móveis brancos, uma cama dossel, um quarto de menina.

Agora, ele é um aconchegante quarto familiar, com tapete felpudo cor de areia, fotos de parentes nas paredes. Em uma delas, uma jovem loira com saudades nos olhos e perguntas nos lábios segura um diploma do ensino médio. Um ano mais tarde, ela se casou com o meu pai.

Cinco anos atrás, minha mãe derrubou a parede posterior do meu quarto e colocou no lugar uma janela de sacada. Nenhum traço de laranja ou decepção se acumula no quarto agora. Esse é o coração da casa, o lugar aonde se vai quando se quer conversar, cochilar, ler, se sentir seguro. As pessoas visitam a sala de estar, comem na cozinha, mas vivem aqui.

Minha mãe e eu estamos sentadas nas poltronas de xadrez bege, uma de frente para a outra. Atrás dela, há uma selva de plantas. Uma flor de espatifilo se sobressai esperançosamente de uma massa de folhas brilhantes.

Ela pensa sobre o efeito do abuso.

Quando descreve sua infância, minha mãe parece uma menina de 11 anos bem-educada. Pernas cruzadas, bochechas brilhantes, olhos elevados.

– Suponho que isso deve ter causado algum efeito, mas honestamente não me lembro... Eu era tão solitária durante aqueles anos... Tentava tanto ser uma boa garota... Chegava em casa da escola e não havia ninguém, minha mãe era vendedora da Macy's, eu ia para cozinha e comia... Grandes pedaços de pão preto que a minha avó fazia... Deixei de me importar se ia bem no colégio, mas ninguém pareceu perceber... Minha mãe estava sempre zangada com a minha irmã, ela era a filha má. Então, eu tentava ser a filha boa, nunca falava palavrões, sempre fazia o que me pediam, mas eles nunca perceberam... Eu era tão solitária e odiava ser pobre, não tínhamos dinheiro suficiente, nunca havia dinheiro suficiente, nunca o suficiente...

Nunca o suficiente. Dinheiro, comida, amor.

Não havia amor suficiente.

Ela se casou com o primeiro rapaz que prestou atenção nela, um rapaz de quem nunca se podia ter o suficiente. Meu pai.

– Eu nem sequer percebi que era infeliz até os 30 anos de idade. E, de repente, ali estava eu, com um marido que nunca voltava para casa e dois filhos que precisavam de mim, mas eu não tinha nada para lhes dar. Eu só conseguia pensar em fugir daquele sentimento com o qual tinha convivido a vida inteira. A solidão insuportável. Tinha de fugir. Tinha de ir embora. Você não vê que não tinha nada a ver com você?

Nós duas choramos. Eu balanço a cabeça para dizer sim e depois não.

– Posso ver agora, mãe. Não conseguia ver naquela época.

– Perdi todos os seus anos de crescimento. Não consigo nem lembrar o que aconteceu durante aqueles anos. Eu tomava remédios para dormir à noite e remédios para emagrecer de dia. Eu bebia e me envolvi naquele acidente...

O acidente. Saíamos do Grossinger's. Meu pai paga a conta, eu estou parada no estacionamento com a minha mãe. Ela apoia a perna direita em um carro. Ron Malacuso entra no seu novo Thunderbird prateado, com bancos de couro vermelho, e começa a dirigir em direção ao carro onde minha mãe está apoiada. Ele não a vê e atinge a perna dela, a esmaga entre o carro dele e o outro. Ela grita. O grito rasga o meu corpo como um metal pontudo que despedaça pele, ossos e coração. Ela cai.

– Mãe, mãe, você está bem?

– Chame uma ambulância – ela sussurra.

A caminho do hospital, vou com ela na ambulância e falo o tempo todo. Tenho medo de que ela morra se eu parar de falar.

– Ela está em choque – diz o doutor. – Ela ficará bem. A perna dela não está quebrada, só machucada. Muito machucada. Vai levar um ano para curar.

Nos mudamos para Great Neck naquele ano. Naquele ano, ela tomou remédios para dormir. Naquele ano, ela se arrastava para fora da cama aos sábados à tarde e implorava ao meu pai que a levasse para dar uma volta de carro. Quando conta a história agora, ela diz que ele não a levava. Não me lembro disso. Lembro do papel de parede verde-musgo com padrões de veludo dourado, do cheiro de escuridão no meio da noite na nossa nova casa, da minha mãe em sua camisola rosa implorando por um gole de suco de abacaxi. Ela chorava por atenção.

Eu era a garota nova na escola. Uma menina mais velha chamada Betty me seguia todos os dias. Eu costumava correr para casa, dar a volta e vê-la correndo atrás de mim, fazendo gestos como se fosse me estrangular. Eu corria para dentro de casa, com o coração disparado, como se tivesse feito algo errado e Betty fosse me castigar, e a primeira coisa que escuto é a voz suplicante da minha mãe: – Genie? Genie? Você me traz um suco de abacaxi?

Eu queria contar a ela sobre Betty. Eu queria contar a ela sobre Rob Adelman, Bobby Wilner e Robert Ostropopper, que inchavam as bochechas e rebolavam sempre que me viam, que cercaram a casa em uma noite de sábado, quando não havia ninguém além de mim e do meu irmão Howard. Gritaram para que nós os deixássemos entrar. Não deixamos. Ficamos olhando pela janela do banheiro para ver se tinham ido embora, mas eles simplesmente ficavam ali, em pé e aos berros. Eu sabia que, se eu fosse bonita, se eu fosse magra, não me tratariam assim, mas eu era feia, burra e gorda. Queria dizer isso à minha mãe, mas ela cambaleava em um mundo de torpor. Não havia espaço para ninguém, a dor dela era um planeta à parte.

– Você não estava lá, mãe. Eu precisava de você e você não estava lá.

– Eu sei... E lamento muito, querida. Não sei o que mais posso dizer. Depois do acidente, quando finalmente consegui andar, só conseguia pensar em ir para longe. Não tinha coragem de me divorciar, minha mãe já havia me pedido de joelhos para que não o fizesse, então decidi que ficaria com o seu pai, mas eu era tão infeliz.

Nunca terei uma infância feliz. Eu a perdi: o amor, a aceitação, a sensação de ser importante. Eu a perdi na primeira vez e nunca terei outra chance novamente. Lutei contra isso por 20 anos, mas lutar não é a cura. A cura é outra história.

O primeiro passo em direção à cura é contar a verdade. Quando você conta a verdade, reconhece suas perdas. Quando você reconhece suas perdas, sofre por elas. Quando você sofre por elas, deixa de definir a si mesma com base no quanto e de que formas horríveis abusaram de você. Começa a viver no presente em vez de viver reagindo ao passado.

Enquanto comer compulsivamente, sua vida será baseada no que e no quanto você come, no seu peso e em que aparência terá, em como você será quando deixar de comer compulsivamente. Sua dor parece estar relacionada à comida, à força de vontade e a determinada aparência, mas a dor não está relacionada ao que parece ser. E, se você não souber do que se trata a sua dor, não conseguirá se libertar dela.

Matt e eu assistimos a *Nas montanhas dos gorilas*, um filme sobre Dian Fossey e seu trabalho inovador com gorilas na África. Quando os caçadores furtivos assassinaram os gorilas adultos para vender suas cabeças como decoração para escritórios de homens ricos, chorei tanto que Matt me sacudiu pelos ombros.

– É só um filme, Geneen, não estão matando os gorilas de verdade – disse ele. Quando os homens chegaram para levar o bebê gorila para o zoológico e ele chorou ao ser colocado em uma jaula, solucei e disse a Matt que tinha de ir embora.

Era a impotência deles. Eu não suportava assisti-la, não suportava senti-la.

– Eu vi o que acontecia na nossa família e decidi que não havia nada que eu pudesse fazer a respeito. Era muito maior que eu, então parei de me preocupar. Foi como se eu me anestesiasse e ficasse dormente por 20 anos – diz meu irmão Howard.

Eu não. Vi o que estava acontecendo e arregacei as mangas. Eu disse:

– Posso mudar isso. Posso fazer com que meus pais sejam felizes juntos. Se eu for doce o suficiente, se mentir para o meu pai pela minha mãe, se mentir para a minha mãe pelo meu pai, mentir para ambos sobre meu desespero, sei que posso criar a família que desejo. Não serei impotente. Serei tão boa que minha mãe será a mãe perfeita, meu pai será o pai perfeito. Não vou desistir. Nunca desistirei.

E não desisti. Quando minha mãe gritava comigo, saía às 3 horas da tarde vestida de camurça vermelha e cheirando a lavanda de funerária para se encontrar com o amante, eu fechava as portas dos meus olhos, do meu peito, me escondia atrás de uma parede, onde meus sentimentos pudessem se chocar como bolas de bilhar e ninguém ouviria. Nem mesmo eu. Estava disposta a admitir que me sentia impotente quanto a algo que *eu* fazia (comer, por exemplo), mas não estava disposta a me sentir impotente quanto a algo fora de mim. Não havia sentido, eu raciocinava, em permitir que eu me sinta triste, zangada ou solitária, se não podia fazer nada para melhorar a situação. Decidi me permitir sentir apenas algo que eu pudesse mudar, sentimentos que tivessem lugar no meu corpo, sentimentos que seriam aceitáveis para minha mãe e meu pai.

Em vez de sentir a impotência de uma criança cuja mãe estava descontrolada, eu acreditava que minha alimentação estava descontrolada, e não só minha alimentação. Meus sentimentos: minha necessidade de validação, de consolo e de atenção. Em vez de sentir a impotência de uma criança cujo pai ignorava a histeria da esposa, não fazia nada para proteger os filhos, não fazia nada para se questionar da sua função, eu o protegi. Inventei desculpas. Eu dizia que ele trabalhava duro demais para ser incomodado pela esposa má. Eu dizia a mim mesma que ele me amava mais do que tudo no mundo. Fechei as portas.

Aprendi sobre impetuosidade com ela e sobre a negação com ele. Tornei-me impetuosa em relação à comida, em relação aos meus sentimentos quanto a mim mesma, e neguei que houvesse algo errado. A impetuosidade e a negação são proteções extraordinárias. Eu realmente estava impotente e também estava presa. Eu não podia exigir pais novos. Tinha de sobreviver naquela casa da melhor forma possível.

O problema não está no fato de eu ter me defendido tão bem quando criança. O problema está em no fato de eu não me defender como adulta.

É sob essas defesas extraordinárias que repousam as raízes da compulsão. A compulsão alimentar é uma reconstituição simbólica de como distorcemos nossos sentimentos quando começamos a comer compulsivamente: engolimos nossos sentimentos, nos culpamos, nos sentimos descontrolados e acreditamos que não teríamos o suficiente. Se formos levados a acreditar que a comida é o nosso problema, nunca curaremos as feridas que nos tornaram compulsivos para expressá-las.

Qual é a coisa mais assustadora que você consegue imaginar?

O que você não consegue se permitir sentir?

Quais foram os acordos tácitos entre você e sua família sobre como reconhecer (ou não reconhecer) a verdade?

Quem estava lá para escutar e apoiar você?

O que acontecia quando você estava errado?

Quem era o responsável por cuidar da família?

Essas são as perguntas que você deve fazer a si mesmo.

Mas a maioria de nós nunca chega a fazê-las, porque elas significam que temos de vivenciar novamente a dor das situações que bloqueamos na primeira vez. Por que deveríamos nos abrir a elas agora? Ou porque não acreditamos que é realmente possível comer, sentir ou viver como uma pessoa normal. Por tanto tempo vivemos com a crença de que ninguém nos entende. Acreditamos que os nossos problemas são diferentes dos de todas as outras pessoas. Não temos uma visão total de nós mesmos. Desistimos da esperança. Ou não chegamos às perguntas certas porque ainda nos protegemos do amor que perdemos na nossa infância. Ou porque ainda esperamos que surja alguém que torne tudo melhor.

Como adultos, ainda queremos o que não recebemos quando éramos crianças, e queremos da maneira que não tivemos: com outra pessoa que nos ame e estime, com alguém que seja completamente responsável pelo nosso bem-estar.

Perdemos algo irrecuperável: a chance de viver a vida com o conhecimento absoluto de que somos dignos de ser amados. Era nosso direito nato e nunca o tivemos. Agora, temos de trabalhar para alcançar algo que outras pessoas tiveram, simplesmente porque nasceram com pais diferentes.

Nossos pais eram responsáveis por nós quando éramos crianças, mas ninguém é responsável por nós quando somos adultos. Se eles não o foram da primeira vez, ninguém jamais poderá tomar o lugar deles. Nem um amor, nem um melhor amigo, nem um professor, nem um terapeuta, nem um grupo de apoio, nem ninguém. Só você. Você é a única pessoa que pode proporcionar a si mesmo um amor incondicional, uma segurança e uma atenção constantes. Só você.

Quando minha mãe conheceu Dick, o homem com quem esteve casada nos últimos 18 anos, a vida dela ficou azul-clara e pêssego. Em vez de invadir um cômodo, ela deslizava até ele. Em vez de criticar a felicidade de todo mundo, ela se deliciava na sua própria e, mesmo já aos 19 anos e vivendo em Nova Orleans, lembro do alívio de pensar que agora, finalmente, teria a mãe que sempre quis. Agora ela está feliz, ela estará disponível para mim. Esperei muito tempo por isso. Esperei e agora minha espera acabou.

Mas não havia acabado. Toda vez que eu a via, aguardava que ela dissesse e fizesse o que a mãe dos meus sonhos diria e faria: fazer perguntas, escutar as respostas, se importar com o que era importante para mim, se lembrar do que contei a ela na última vez que conversamos. Estar envolvida com a minha vida.

Às vezes, ela o fazia. Às vezes não, e, sempre que ela não o fazia, eu ficava zangada outra vez. Você não estava lá, mãe, e eu precisava de você. Ainda preciso de você. Não é justo. A mãe do Matt fazia sapatos para ele.

Os comedores compulsivos passam a vida à espera. Dizemos que esperamos ficar magros. Não esperamos ficar magros. Esperamos que os desejos se acalmem. Esperamos deixar nosso fardo de lado. Esperamos nos sentir completos. A criança magoada continua magoada, esperando por aquilo que nunca recebeu. Na nossa falta de disposição para escutá-la, assim como nossos pais não estavam dispostos a nos escutar, confundimos o anseio de ser amados com o anseio de sermos magros.

É um erro enorme e transformador.

Participei de um painel em Berlim no ano passado chamado "O Holocausto: ele pode ocorrer novamente?". Ouvi um sobrevivente de um campo de concentração chamado Sidney falar sobre sua experiência em sete campos de concentração diferentes durante a Segunda Guerra Mundial. Ele disse que foi separado da família e levado ao primeiro campo pelos nazistas aos

17 anos, junto com seu melhor amigo de infância. Um dia, quando faziam fila para suas obrigações de trabalho, o comandante do campo chegou e perguntou ao amigo de Sidney por que ele tinha um aspecto tão horrível. O garoto se levantou e disse:

– Tenho um aspecto horrível, *Herr* Comandante, porque estou com muita fome. Não nos deram nada para comer além de cascas sujas de batata, e isso foi há três dias. – O comandante respondeu:

– Não acredito nisso. Eu disse a eles que alimentassem vocês. Agora, me diga a verdade. Por que você tem esse aspecto horrível?

– Estou dizendo a verdade. Não como nada além de cascas sujas de batata há três dias – respondeu ele. O comandante perguntou novamente e, mais uma vez, o amigo de Sidney respondeu que estava com fome e o porquê. Da última vez, Sidney assistiu ao comandante pegar sua arma e atirar na cabeça do rapaz. Enquanto ele agonizava, o comandante se masturbou no corpo dele.

Sidney disse que foi capaz de sobreviver aos campos porque se imaginava vivendo para contar ao mundo sobre isso.

– Passei todas as tardes imaginando o que diria quando saísse. Isso virou uma obsessão para mim, essa necessidade de contar ao mundo o que realmente aconteceu. – Mas, quando foi libertado, Sidney disse que ninguém queria ouvir. Não queriam saber. Não conseguiam suportar a dor.

Sidney tem 60 anos. Quando o ouvi, era apenas a segunda vez que ele descrevia os horrores de viver em um campo de concentração. Nem mesmo os filhos dele sabiam os detalhes do seu passado. Na verdade, a maioria do discurso dele estava gravado porque, como ele explicou: – Minha esposa teme pela minha vida se eu falar sobre isso novamente. – O trauma está tão profundamente arraigado que a esposa dele tem medo de que senti-lo outra vez o destrua.

No maravilhoso livro *For your own good* [*Para seu próprio bem*, sem tradução no Brasil], Alice Miller diz que crescer em uma família abusiva é mais prejudicial do que a experiência de viver em um campo de concentração nazista. Enquanto as vítimas de um campo de concentração conseguem identificar o inimigo, serem companheiras umas das outras e saber em cada parte do seu ser que o que está acontecendo é horrível e injusto, as crianças de famílias abusivas são colocadas em situações impossíveis: elas precisam permanecer ignorantes quanto ao próprio sofrimento. Devido à sua dependência e por serem inocentes e carinhosas, as crianças veneram as pessoas que abusam delas. O ódio, a desconfiança e a raiva são direcionadas a elas mesmas, não para fora, para os pais. Quando adultas, elas representam e perpetuam o abuso na forma de relacionamentos enlouquecidos, compulsões e violência contra si mesmas e contra outras pessoas.

Não escolhemos nosso comportamento aleatoriamente, a compulsão alimentar não surge do nada. Não acordamos em uma manhã e subitamente queremos comer cinco *cheesecakes* e três pizzas. Embora os sentimentos reprimidos relacionados a eventos perturbadores ou traumáticos possam desencadear nossa inclinação à comida, eles não são a causa. Aprendemos a abusar de nós mesmos por termos sido abusados.

Embora nem todos os comedores compulsivos tenham sofrido abuso, cada um de nós carrega a dor da nossa infância. Enquanto essa dor permanecer inconsciente, continuaremos a agir de forma a anular nossas intenções conscientes. Embora desejemos emagrecer, nos empanturraremos até ficarmos enjoados, embora desejemos um relacionamento solidário e amoroso, nos encontraremos com pessoas que não são capazes de reconhecer quem somos e do que necessitamos, embora desejemos o sucesso em uma carreira que acreditamos ser satisfatória, permaneceremos em empregos que nos entediam e não aproveitam nossos talentos.

Sofrer o luto significa contar a si mesmo a verdade do que se perdeu. Dizer o indizível. Não proteger ninguém do ser complexo que você é. Se você sempre viveu como uma pessoa “legal”, alguém que cuida das outras pessoas e nunca cria problemas, dizer a verdade pode ser assustador. A maioria de nós mente, finge ou se esconde, pois aprendemos desde muito cedo que nos revelar gera distanciamento, enquanto fingir e nos esconder alimenta a ilusão de intimidade.

Ninguém queria ouvir Sidney contar sobre os anos nos campos de concentração. Não queriam sentir o horror de como foi passar fome dia após dia, comer nada além de um punhado de cascas sujas de batata e ver seu melhor amigo levar um tiro na cabeça. Eles não queriam ir tão longe. Eles não sabiam o que encontrariam se o fizessem.

Aos 30, 40 ou 50 anos, ninguém quer mais se sentir tão vulnerável. Como Sidney, guardamos o passado em um quarto, trancamos a porta e dizemos a nós mesmos que o que passou, passou. Como a esposa de Sidney, tememos as vidas que teremos se contarmos nossas histórias agora, depois de tantos anos.

– Eu como pelo mesmo motivo que meu amigo alcoólatra bebe – disse um homem em uma palestra recente.

– Qual é esse motivo?

– A dor.

– O que aconteceria se você se permitisse sentir essa dor?

– Bem, como meu amigo alcoólatra diz, "a questão não é beber ou não essa bebida, a questão é pular ou não dessa *ponte*".

As pessoas vêm às palestras Breaking Free para aprender a emagrecer e dar fim à obsessão por comida. Digo a elas para comerem quando estiverem com fome e para pararem quando seus corpos estiverem satisfeitos. É possível curar a compulsão alimentar seguindo algumas diretrizes básicas, como encher a casa de alimentos que você ama, escutar o seu corpo, aprender formas de se alimentar além da comida.

Curar a compulsão alimentar é a parte fácil, é o que eu digo. Elimine a obsessão e ainda sobram as feridas que ela escondia. Elimine a obsessão e sobra a sensação de ser uma criança presa em uma família na qual não se pode recorrer a ninguém e não há para onde ir além de pular de uma ponte. A obsessão congela os sentimentos no tempo. Ao transferir a dor de estar vivo para a dor de ser gordo, é como se o delicado relógio do desenvolvimento emocional se despedaçasse no concreto. Se você sofreu abuso sexual aos cinco anos, não contou a ninguém e começou a comer compulsivamente, sobrará o terror total que você sentiu aos cinco anos quando, aos 46 anos, você deixou de usar a comida como consolo. A menos que você faça algo com o terror, a tristeza ou a raiva, com os sentimentos de abandono ou de imersão, com as mensagens que recebeu e internalizou quanto à sua autoestima e capacidade de ser amado, a menos que você os traga à superfície, onde possa olhar para eles, os mude de posição e decida onde eles pertencem agora, eles ficarão enraizados no solo da infância onde foram plantados.

Os sentimentos não vão embora simplesmente por não serem relevantes na situação presente. Como sombras que somem quando você as encara, os sentimentos desaparecem quando, e somente quando, você dá nomes a eles.

Sofrer o luto é um processo que envolve negação, culpa, raiva, perda, desolação, exaustão e, finalmente, aceitação das feridas, das traições, do fato de que ninguém pode lhe oferecer um beijo e fazer com que tudo fique bem. Estar de luto pelo passado não é algo que se faz contra os pais, é algo que se faz por si próprio, embora confrontar os pais possa ser, para alguns, parte essencial da cura.

Sofrer o luto não deve ser confundido com perdoar aqueles que magoaram você. Muitos querem fugir do luto e ir direto ao perdão, porque o luto é tão desconfortável e o perdão é tão doce. Estar de luto parece acomodado; o perdão, sagrado. Não há nada sagrado em fingir sentimentos e, a menos que você esteja disposto a ficar com raiva da pessoa ou das pessoas que o magoaram para saber que não mereceu o abuso em absoluto, o perdão será uma fraude. Você não pode perdoar ninguém de quem não sentiu raiva.

Sofrer o luto pelos anos perdidos é um ato corajoso, porque leva tempo e estamos acostumados a mudanças rápidas. Sofrer o luto pode parecer um trabalho de período integral e, com uma família para cuidar, trabalho a fazer e uma vida que exige nossa presença, é difícil acreditar que podemos dar espaço a algo tão grande como o luto. Sofrer o luto é corajoso porque é como estar à deriva. Em uma cultura onde o sucesso e a conquista são valorizados, acreditamos que temos algo mais importante a fazer do que chorar por algo que aconteceu 30 anos atrás. O luto é corajoso porque, enquanto o sofremos, ele parece não ter fim. Principalmente, o luto requer coragem porque não temos ideia do que vem depois.

A finalidade do luto não é apenas a cura. Não é apenas compreender a dor. Não é apenas o perdão ou a aceitação. A cura é o passo entre o luto e o crescimento. A finalidade da cura é se tornar completo e a finalidade de ser completo é ir em direção a uma visão de vida na qual você esteja completamente vivo, sintonizado com o que lhe sustenta, disponível para receber e dar amor. Curar-se do passado é o primeiro passo. Viver no presente é o passo seguinte. Criar um futuro que mantém o ar limpo e preserva água, árvores, pássaros, leopardos, golfinhos, elefantes, baleias, florestas tropicais e nuvens é o passo seguinte.

Quando parei de fazer dieta e comecei a comer de acordo com as necessidades do meu corpo, ninguém acreditou que eu teria a audácia de viver daquela maneira. Nos últimos anos, quando me comprometi a contar a verdade sobre o meu passado, eu via como meus amigos, inclusive aqueles que eu amava, estremeciam e esperavam que eu terminasse quando, no decorrer de uma conversa, algo desencadeava uma velha ferida e eu a descrevia.

Até Matt tinha dificuldade. Há algumas noites, durante o jantar, perguntei a respeito do *bar mitzvah* dele. Ele me contou que, em vez de ir à escola hebraica como todos os amigos, ele frequentou a escola Workmen's Circle para aprender iídiche. Em vez de fazer o *bar mitzvah* no sábado como os amigos dele, o fez em uma manhã de quinta para que os avós ortodoxos, que não podiam viajar aos sábados, pudessem estar presentes.

– Você se sentiu estranho por ser diferente dos seus amigos?

– Não, de forma alguma. Não faria sentido fazer o *bar mitzvah* em um dia que meus avós não pudessem comparecer – disse ele.

– Mas isso soa como uma fala de adulto, não de um garoto de 13 anos que não seja especialmente racional – falei.

Os olhos dele piscaram e ele respirou fundo. Eu esperei.

– Sabe, Geneen, nem todo mundo acha que falar sobre os sentimentos enterrados da infância é um papo bacana para a hora do jantar. Você já pensou que essa fascinação com o lado obscuro da vida não é muito saudável?

Fascinada com o lado obscuro? Será que sou realmente fascinada pela escuridão? Visões de mim mesma chafurdando na dor, bolhas de dor presas no meu cabelo, emaranhadas nos meus dedos. Uma mulher em um *workshop* disse que o marido a acusou de chorar quando ele tirava o lixo porque ela não veria o lixo nunca mais. É assim que Matt me via?

Matt esperava minha resposta.

– Se sou fascinada com o lado obscuro, como você o chamou, é porque o lado obscuro foi muito poderoso na minha vida. Foi o que não reconheci e senti que ditou tantos dos meus sentimentos em relação a mim mesma, meu trabalho e meus relacionamentos. Quanto mais me conscientizo do lado obscuro, menos efeito ele tem sobre mim. Não gosto de ficar chafurdando na dor, mas estou disposta a fazê-lo porque é a única maneira que conheço para me tornar completa. E quem sabe o que pode acontecer depois? Talvez eu me torne o tipo de pessoa que faz sapatos para os filhos.

Minha mãe nunca se permitiu reconhecer o sofrimento que sentiu quando era criança. Meu pai nem mesmo sabe que ela sofreu. Em vez de expressarem a dor, eles a passaram adiante.

Depois de terminar o segundo capítulo deste livro, eu o li para Matt. Ele estava visivelmente comovido.

– Mas o que a sua mãe vai falar disso? E o seu pai? – perguntou ele.

De fato, o que diriam? Eu continuava a dizer para mim mesma que, quando terminasse de escrever o primeiro rascunho, poderia voltar e mudar todas as histórias sobre meus pais, poderia usar outros nomes. Ninguém jamais saberia. Queria protegê-los, a vida deles é diferente agora. Queria me proteger, tinha medo de que eles nunca voltassem a falar comigo depois de ler este livro.

Quando enviei à minha mãe e ao Dick o manuscrito de *Feeding the hungry heart*, Dick me ligou e disse:

– Você não pode incluir essa parte sobre sua mãe, Geneen, não é justo. Isso aconteceu há tanto tempo, temos novos amigos que nem sequer conhecem esse período da vida dela. Você trará tudo à tona novamente. Não é justo. Você falou da minha esposa.

– Dick, eu escrevi sobre a minha mãe, e lamento que isso traga tudo à tona outra vez, mas escrevo porque, para mim, nunca acabou – eu disse.

Não quero magoar os meus pais. Quero estar com eles (e comigo mesma) na totalidade do presente. Quero abrir mão do sofrimento e não usá-lo como uma bandeira pelo resto da vida, mas a única forma que conheço de fazer isso é reconhecer e sofrer o luto pelos sentimentos que deixei de fora na primeira vez. A mim parece que o sofrimento se torna uma bandeira quando você passa a vida reagindo a ele, em vez de reconhecê-lo e abrir mão dele.

Se eu mudasse todas as histórias para que elas pertencessem a outra pessoa, a cura pertenceria a outra pessoa também. Se eu fingisse que o que me aconteceu não foi realmente comigo, eu estaria sublinhando minha crença de que ser amada significa esconder, estaria perpetuando a vergonha de crescer na minha família e passaria involuntariamente essa vergonha aos meus filhos, e eles aos deles.

Onde isso termina?

Comigo, com você.

Quando decidimos que agora é o momento.

capítulo 7

Ser uma vítima, ser poderosa

Bebo um copo de suco de laranja. Minha mãe e Dick comem aveia, Matt bebe chá de cidreira. Estamos sentados na sala de café da manhã do Hotel Claremont, em Berkeley, no domingo após o feriado de Ação de Graças e nos reunimos pela última vez antes que minha mãe e Dick partam para Nova York.

– Geneen, vamos dar uma voltinha. Eu gostaria de conversar com você – diz Dick, repentinamente.

Meu estômago se contrai, meu coração bate forte. Eu não quero ir. Sei sobre o que ele quer conversar comigo: ele quer me dizer para não escrever sobre minha infância neste novo livro. Eu me sinto como uma garotinha sendo arrastada para longe das outras pessoas porque foi má. Eu penso em dizer a ele que, se quiser conversar comigo, pode fazê-lo aqui, à mesa, com todos presentes. Como não tenho coragem, digo: – Tudo bem, vamos lá.

Passamos pela mesa do bufê lotado de frutas: fatias de melancia, pedaços de mamão, cachos de banana. Dick coloca o braço ao redor dos meus ombros. – Geneen, Ruth me contou que você está escrevendo sobre a sua infância e... – diz ele.

Eu recuo ao toque dele.

– ... Eu tenho de dizer, estou muito incomodado. Você escreveu sobre ela uma vez, por que precisa fazer isso novamente? Não percebe quanto vai fazê-la sofrer? Você não pensa em ninguém além de si mesma?

Eu quero gritar com ele, correr de volta para a mesa. Eu a protegi durante toda a minha infância, agora ele quer que eu a proteja novamente. Não. Não vou fazer isso. Não, não, não.

Tento falar, mas a voz não sai.

– Se você precisa escrever sobre isso, vá lá, mas depois queime o que escrever. Por que você tem de envergonhar a sua mãe? – continua Dick.

Digo a mim mesma que preciso dar força à minha voz. Agora.

– Não escrevo com o objetivo de envergonhá-la, Dick. Escrevo porque quero me curar e seguir com minha vida e porque quero que outras pessoas saibam que podem fazer o mesmo.

– Eu entendo que você tenha um problema, então resolva-o, mas não escreva sobre a sua mãe. Algo terrível poderá acontecer com ela se você o fizer.

– Como o quê?

– Ela pode ter um colapso nervoso. Você tem de se perguntar se será capaz de dormir à noite sabendo que seu livro causou algo assim – ele respondeu.

Estamos sentados no saguão do hotel em poltronas enormes cobertas por um tecido rosa com flores de vinca. Com o dedo indicador, traço as flores continuamente. Estou com raiva, confusa, assustada. Acho que ele está exagerando, mas o que ele diz parece tão irreal que me pergunto se isso poderia ser verdade. Um colapso nervoso.

– Dick, entendo que você tenha uma opinião forte sobre o que estou fazendo. Eu esperava por isso. Não faço isso para magoar você, mas não vou parar de escrever para deixá-lo feliz. Vamos voltar para a mesa.

– Tudo bem, Geneen. Eu senti que precisava dizer o que estava pensando. Eu não conseguiria viver comigo mesmo se não o fizesse.

Concordo com ele e caminhamos de volta para a sala de jantar. Passamos pelo porteiro que nos observou por dez minutos, pelas frutas, pelos bolos pegajosos, pelos donuts.

Vejo Matt e minha mãe no outro lado da sala. Eles estão numa conversa profunda. Matt acena com a cabeça, de forma leve e inconsciente. Seus olhos estão abertos e sem piscar, seu rosto está vivo, prestando atenção. Reconheço aquela expressão: todos os músculos do corpo dele parecem ter sido posicionados lá a fim de acolher a minha mãe nessa conversa.

Quando eu chego na beirada da mesa, toco o ombro de Matt, ele olha para mim e diz:

– Oi. Que bom que você voltou. – Eu quero entrar nos olhos dele, dormir em águas seguras. Ele estende o braço para me incluir no círculo. Dick vai para trás da minha mãe. Estou em silêncio. Minha mãe me olha e diz:

– Você está muito chateada, não é? – Minha voz irrompe em lágrimas.

– Sim, estou. – Eu me volto para Dick.

– Você poderia ter dito tudo isso na frente do Matt e da mamãe. Por que eles não podiam ouvir o que você disse?

Minha mãe também começa a chorar. As lágrimas escorrem no seu rosto e borram o rímel.

– Eu fiquei com medo de que Ruth ficasse mais chateada.

– Eu disse que não queria que ele falasse com você – minha mãe começou –, que poderia lidar com isso sozinha.

– Ele acha que você terá um colapso nervoso se eu publicar o que estou escrevendo.

– Um colapso nervoso? Dick, você está de brincadeira?

– Eu apenas disse que não sabia o que aconteceria se ela publicasse o que está escrevendo. – Dick se virou para mim. – No meu mundo, Geneen, a família vem em primeiro lugar. Honre sua família. Os Dez Mandamentos dizem para honrar os pais e eu acredito nisso, vivo de acordo. Famílias são sagradas. Não se faz nada para magoar as pessoas da família, aconteça o que acontecer.

Ele fala como um homem que acredita que os pais estão sempre certos e as crianças, sempre erradas. Ele é louco? Ou eu sou?

Matt pega a minha mão e a aperta gentilmente. Ele me beija no rosto, olha para Dick e diz:

– Ela está honrando a mãe, Dick. É exatamente isso o que ela está fazendo e da melhor maneira que sabe fazer: contando a verdade. A intenção dela não é magoar Ruth, mas sim limpar o caminho do relacionamento, para que elas possam viver juntas no momento presente, em vez de constantemente reagirem ao passado.

– Mas por que ela precisa escrever sobre isso?

– Você já viu as cartas que ela recebe das pessoas que leram seus livros? A maioria delas vem de pessoas que dizem que Geneen é a única pessoa que entende o que elas passaram por estar disposta a escrever sobre os sentimentos que a maioria das pessoas considera vergonhosos. O objetivo não é ferir ninguém, Dick, mas ajudar muitas, muitas pessoas – Matt diz.

Minha mãe se distrai tempo o suficiente para olhar para o relógio.

– Sinto muito termos de parar onde estamos, mas perderemos o avião se ficarmos mais. Ainda precisamos terminar de fazer as malas. – Ela olha para mim e diz: – Quando conversamos sobre isso ontem, entendi o que você quis dizer. Entendi sua necessidade de escrever sobre isso e sei que resolveremos tudo, sei que lidaremos com os nossos sentimentos e chegaremos a um lugar em que nos sintamos bem. Tenho fé em você e em mim, eu realmente tenho. Eu amo você, querida.

– Também amo você, mamãe.

Nós quatro nos olhamos. Mantive meus olhos focados acima da cabeça de Dick. – Desculpe-me se a aborreci, Geneen, mas era melhor dizer isso do que me martirizar por não ter falado daqui a dois anos.

– Hum hum. Tchau, mamãe. Ligo para você amanhã ou depois de amanhã – eu digo.

– Cuide do meu bebê – ela diz a Matt enquanto a porta do elevador se fecha.

Quando eu tinha sete anos e vivia no Beliche Seis do Acampamento Towanda no verão, eu era a campeã de *jacks* da divisão inferior. Com uma bola Spaulding e meus *jacks* azul-marinho, eu conseguia vencer qualquer um, até mesmo Susie Kleiner, nas modalidades Chicken in the Coop, Flying Dutchman e Cherries in the Basket*. Em um dia chuvoso de julho em Honesdale, Pennsylvania, Lebanon Fadish me desafiou para um jogo e eu aceitei. O jogo começou de maneira inocente, mas quando chegamos ao Flying Dutchman, Lebanon deixou cair um *jack* e eu disse que era a minha vez. Ela disse que não teve culpa ao deixar o *jack* cair e que não era a minha vez. Eu disse que era e ela se levantou. Eu me levantei para encará-la. Lebanon tinha milhares de sardas, cabelos crespos e olhos redondos com manchas cor de laranja. Ela tinha um irmão chamado Randy e uma mãe que apareceu no dia de visitas com calças coladas amarelo-fluorescente e

* *Jacks* é um jogo popular entre as crianças americanas e apresenta diversas modalidades, incluindo as citadas acima. (N. do T.)

brincos com bananas de plástico penduradas. O apelido de Lebanon era "Rabanete" e o meu, "Genie Biquíni". Enquanto estava em pé e olhava para ela, vi seus lábios vincarem e a boca ficar branca. Quando os olhos dela se estreitaram, fiquei impressionada com o olhar monstruoso que me lançou. No momento seguinte, ela estendeu o braço direito por trás de si em um giro largo e, em seguida, chicoteou o meu rosto com a mão. Eu fiquei atordoada. Coloquei as duas mãos na região do rosto que ardia e fiquei ali, olhando com espanto.

O Beliche Seis se reuniu ao redor de nós em um círculo e esperou para ver o que ia acontecer depois. – Bata nela de volta. Dê a ela o que ela merece – disse Melanie, contrariada. – Chute a bunda dela – torceu Betty. Eles esperaram e esperaram. Depois de um minuto ou dois, com as mãos ainda no rosto, caminhei até a minha cama, me deitei e me cobri com um cobertor verde-exército. Virei o rosto para a direção oposta de Lebanon, Helaine e Melanie. Depois de 20 minutos, quando tinha certeza de que ninguém estava olhando, peguei um pacote de alcaçuz vermelho do meu armário, entrei pela porta dos fundos, me sentei debaixo da janela do banheiro e, então, comi e chorei. Depois disso, eu disse a mim mesma que era uma preguiçosa gorda e que não foi uma surpresa Lebanon ter batido em mim, mas, naquela noite antes de adormecer, repassei os incidentes muitas vezes. Dessa vez, eu batia nela. Dessa vez, eu me sentava no rosto dela enquanto gritava uma palavra várias vezes: Raba-nete, Raba-nete, Raba-nete.

Uma vez, quando eu tinha oito anos e morava na casa preta e branca na rua 18, minha mãe me bateu com uma vara. Estávamos em pé na escada, ela estava com raiva, gritava aos berros, soando como a vizinha Marian Smokman, cujos gritos podiam ser ouvidos através das paredes, entre os movimentos do nariz de Samantha em *A feiticeira* ou os gatinhos que choravam em *Papai sabe tudo*. Marian tinha 1,52 metro de altura e uma barriga que se projetava da roupa diária de calças curtas e blusas com imagem da selva. Ela usava um batom roxo que passava do limite dos lábios, além do bigode escuro acima da boca, quase chegando ao nariz. O marido de Marian, Norman, colocou um mastro de bandeira no quintal deles e, todos os dias antes da escola, mesmo na neve, Marian hasteava a bandeira usando um vestido largo e impactante. Quando John Kennedy morreu, ela a manteve a meio mastro por seis meses. Toda vez que nós a ouvíamos gritar com Joe, Bobbi ou Judy, minha mãe dizia: – Coitadas dessas crianças. – E eu imaginava aqueles lábios cada vez maiores emitindo sons tão altos quanto sofás sendo lançados deles.

Minha mãe estava brava comigo porque eu tinha cruzado a Ditmars Boulevard sozinha. Eu estava me afastando dela, andando de volta às escadas. Ela tinha uma vara longa na mão. Eu olhava para a vara, para o rosto dela, para a vara. Quando cheguei no último degrau, ela balançou a vara para trás e a bateu no meu ombro. Uma, duas vezes. Três vezes. Eu chorei, pedi para ela parar. Mais tarde naquele dia, eu desci as escadas na ponta dos pés até a sala, onde ela estava sentada na poltrona preta e branca, fazendo palavras cruzadas. As pernas dela estavam dobradas embaixo de um cobertor de pelo de cabra laranja e rosa. Ela levantou o olhar quando me viu.

– Mãe – sussurrei enquanto me ajoelhava. A boca dela se enrugou em uma linha fina, os olhos concentrados na minha boca. – Você pode me bater sempre que quiser, mas, por favor, não use uma vara de novo.

Fiquei com nojo de mim mesma. Eu me odiava por ter implorado a ela, dizer que ela podia me bater. Mais tarde, no meu quarto, decidi que nunca mais me humilharia dessa forma novamente.

Eu não chorei na frente da minha mãe nos 20 anos seguintes. Eu não queria dar a ela a satisfação de saber que tinha me machucado. Decidi que, se eu conseguisse esconder os meus sentimentos, se não recuasse quando ela me tocava, se não falasse com ela quando ela gritasse comigo, eu manteria um pouco de dignidade. Eu nunca imploraria novamente. Deixe que ela me bata com uma vara. Eu não falaria com ela, eu não piscaria os olhos. Eu não amaria alguém que não me amava.

Sempre que sentia uma tempestade se formar dentro de casa, eu me concentrava nas partes do corpo que ela poderia atingir no momento (minhas mãos e pernas, meu rosto, meus braços) e me tornava ínfima o suficiente para caber num bolso no meu peito.

Quando a erupção chegava, eu ficava muito quieta, esperava ela terminar e, quando minha mãe me dizia para ir para o quarto e não sair até estar pronta para me desculpar, eu saía rapidamente. No quarto, eu chorava. Muitas vezes, eu comia biscoitos e chorava, ou comia chocolates e chorava. Comida e lágrimas. Lágrimas e comida. Sozinha no meu quarto, onde ninguém podia me ver, era onde eu quase sempre chorava e comia. No final do dia, eu falava, me movia, fazia a lição de casa, assistia à TV, mas as partes de mim que realmente importavam não estavam lá e minha mãe não poderia me atingir.

Quando tinha 35 anos e morava na casa da rua Audrey, quando conheci Matt e estávamos brigando por algo, qualquer coisa, eu me concentrava em um canto de mim mesma, me escondia por trás da armadura do meu rosto, olhava mas deixava de ver, falava com uma voz de papelão, com os braços molengas. Primeiro, ele me pediu para não desistir. Eu não disse nada. Em seguida, em voz alta, ele me pediu de novo para não desistir, mas, àquela altura, eu estava tão distante que a voz dele soava como se ele falasse comigo através da água. Depois que ele parou o carro no meio da avenida Soquel, eu abri a porta e saí. Um carro derrapou para parar, eu continuei andando. Não olhei para trás. Eu não o conhecia mais.

Várias vezes nós brigávamos e eu me afastava para um canto que ele não poderia ver, não poderia tocar. Uma noite, ele ficou tão zangado com o meu silêncio que começou a bater no volante. Eu olhei para a frente, li a placa do restaurante Larry and Edy's Buckwagon: "Hambúrgueres e empanados de peixe: US$ 6,95". Pensei na aparência de Edy, por quanto tempo ele tinha sido casado. Matt começou a gritar:

– Eu não consigo *suportar* quando você faz isso. – Eu não respondi nada, mas pensei: "Ele é como a minha mãe. Como eu acabei com alguém exatamente igual à minha mãe? Eu não gosto dele. Ele me assusta quando grita assim. Depois disso, você sabe, ele vai tentar bater em mim, vou matá-lo se ele encostar a mão em mim. Não quero passar a minha vida com ele, ele é um maníaco. Assim que eu chegar em casa, vou mandá-lo embora".

Qualquer um que gritasse comigo não poderia me amar e eu não estava disposta a amar alguém que não me amava.

Minha mãe deixou que Howard e eu acreditássemos que a dor dela era culpa nossa. Acreditávamos nela. A forma abusiva como ela transformou o desespero, como jogou a própria dor como lixo sobre os filhos foi culpa dela. Ela deveria ter sido mais inteligente.

Mas se eu continuar a chorar com um saco de alcaçuz vermelho, se continuar a me reprimir em um canto silencioso, se sair no meio do trânsito na avenida Soquel, se Matt me deixar porque não falo com ele, não será culpa dela. Eu deveria ser mais inteligente. E, se eu não for, terei de encontrar uma maneira de aprender.

Em algum momento da minha vida, minha dor tem de deixar de estar relacionada ao abuso e ao abandono. Em algum momento da minha vida, tenho de deixar de ser a filha de uma mãe dependente de drogas para ser uma mulher que está ligada à fonte de sua própria vitalidade e que é responsável pelas suas formas de ignorá-la ou expressá-la.

Uma vítima é alguém que não tem escolha, alguém dependente das pessoas ao seu redor para protegê-la. A sensação de bem-estar de uma vítima (ou a falta dela) vem do amor que ela recebe. A vítima olha para o que está do lado de fora, em vez de olhar para dentro de si mesma em busca de pistas sobre seus sentimentos, sobre o próximo passo. As crianças são vítimas. Quando uma criança é ferida, abusada, violada, o melhor que ela pode fazer é descobrir como se enfiar entre os ferimentos, abusos, violações, e sobreviver apesar deles.

Não éramos responsáveis pela embriaguez, pela imprevisibilidade, pela desonestidade. Não éramos responsáveis por termos crescido como uma planta que se retorce para alcançar um raio de luz em uma sala escura. Não tínhamos experiência. Mas, até então, nem nossos pais tinham. Eles também cresceram com pais que achavam que crianças estavam sempre erradas e pais, sempre certos, que crianças devem ser vistas e não ouvidas. Muitos deles cresceram à espera de alguém para lhes dar um pouco de dignidade. Nossos pais foram molestados por tios, soldados, professores, nossas mães foram ensinadas a desconfiar dos próprios corpos, a ter bebês, a se colocarem em último lugar. O abuso infantil era galopante, mas ninguém falava sobre isso. O alcoolismo era generalizado, mas tolerado, reverenciado como viril ou considerado engraçado. Quando um homem batia em uma mulher, ele a estava colocando em seu devido lugar, ela merecia. Nossos pais também foram vítimas. Assim como os pais deles foram. Todo mundo é filho de alguém.

Não somos culpados pelo que aconteceu conosco enquanto filhos, mas somos responsáveis por aquilo que fazemos com a nossa dor enquanto adultos. Em algum momento das nossas vidas, temos de deixar de ser o filho negligenciado de alguém.

Quando um comedor compulsivo ouve que, em vez de fazer dieta, ele pode comer o que quiser, a primeira reação geralmente é se alegrar, como os Munchkins quando souberam que a Bruxa Malvada estava morta. Alívio. Liberdade. Euforia. Um plano de dieta ou de alimentação é semelhante a um pai opressor e autoritário, que diz o que e quando fazer as coisas. As dietas perpetuam a criança que foi tratada com desconfiança e restrições em cada um de nós. As dietas nos mantêm concentrados no que está fora de nós mesmos, no que é permitido comer, quando nos é permitido comer e quanto nos é permitido comer em uma refeição. As dietas nos mantêm dependentes de uma fonte externa a nós mesmos (a dieta em si) para termos uma sensação de bem-estar e autoestima.

Quando estamos bem e seguimos a dieta, nos parabenizamos da mesma forma que nossos pais nos elogiavam quando olhávamos para os dois lados antes de atravessar a rua. Quando estamos mal e saímos da dieta, nos repreendemos da mesma forma que nossos pais nos repreendiam quando roubávamos uma boneca das nossas irmãs. As dietas restringem nossas escolhas e perpetuam a nossa dependência. Muitas pessoas se sentem à vontade fazendo dieta, pois os sentimentos que elas vivenciam ao começar e parar uma dieta são os mesmos que vivenciaram em relação a si mesmas a vida inteira.

Uma criança que sofreu abuso acredita que a culpa é dela, uma pessoa que entra em compulsão acredita que não tem autocontrole. Em vez de ficar zangada com seu agressor, a criança fica com raiva de si mesma. Em vez de se recusar a fazer outra dieta pelo resto da vida, o comedor compulsivo se pune por comer em excesso e entra em outra dieta.

Com uma dieta, a raiva e a humilhação permanecem concentradas em você mesmo para sempre. As dietas e os planos alimentares permitem que os adultos continuem a ser crianças, vítimas dos sistemas opressores familiares e culturais, onde passam a vida se punindo por não serem bons o suficiente.

Então as pessoas vêm a uma palestra Breaking Free e eu digo a elas para comerem o que quiserem quando estiverem com fome. Após a alegria inicial, elas me dizem que não conseguem fazer isso. Seus empregos restringem os intervalos das refeições. Como comer quando estão com fome, como comer somente chocolate no jantar ou como comer pizza quando seus cônjuges estão em dietas de baixo colesterol? Como podem se dar ao luxo de comer o que querem quando já estão muito gordas?

Mas esses não são os verdadeiros motivos. O verdadeiro motivo é que, se elas começarem a ser generosas consigo mesmas em relação à comida, se realmente se permitirem ter o que querem e *não se punirem depois*, seus pais e mães, seus professores, seus amados, todos os que as trataram com desconfiança, alguém por quem elas foram violadas ou abusadas, todas as pessoas nas quais elas investiram para não reconhecer a verdade estarão erradas. Quando elas descobrem que vale a pena ser generoso, que vale a pena viver com compaixão e abundância se desdobram suavemente em uma jornada de autodescoberta que muda as suas vidas para sempre.

Quando vivenciamos um conhecimento corporal no qual ninguém sabe o que é melhor para nós do que nós mesmos, é plantada uma semente de autonomia e de responsabilidade própria. As relações mudam: com os pais, com os amantes, com os amigos de alimentação, onde quer que a negação e as mentiras façam parte do tecido invisível do enlace. Assim que se experimenta o vislumbre mais pálido do amor-próprio, fica cada vez mais difícil se sentir confortável nos relacionamentos onde só o que existe é a fantasia do amor.

Não é como se você acordasse um dia e decidisse parar de visitar seus pais na Flórida, e não é como se você estivesse jantando com a sua esposa e, no meio do purê de batatas, decidisse que precisa de algumas semanas de separação. As mudanças não acontecem de repente e não envolvem, necessariamente, separações ou términos. Elas envolvem contar a verdade sobre si mesmo e decidir como viver de acordo com essa verdade.

Libertar-se da compulsão alimentar é um processo, mas é um processo radical, porque ele exige que você deixe de ser uma vítima. Ele oferece a escolha, a responsabilidade própria. Ele exige que você pare de esperar que alguém faça você melhorar.

Libertar-se da compulsão alimentar significa ir contra uma cultura que nos encoraja a definir nossa autoestima de acordo com fatores externos: nossa aparência, nosso peso, quanto dinheiro ganhamos. Um fabricante de roupas disse:

– Vendemos amor, não vestidos. Se conseguirmos convencer o cliente de que nossa mercadoria atrairá amor, fizemos bem o nosso trabalho. – A gordura é uma indústria multibilionária. Os centros de dieta e os programas de emagrecimento estão ficando mais ricos e mais gordos conforme nos convencem de que devemos ser cada vez mais magros. Ninguém na indústria do emagrecimento quer ver que estamos nos libertando.

Mas, principalmente, libertar-se é difícil porque, mesmo com o pouco que temos agora, pelo menos temos *alguma coisa*. A mudança é assustadora, mesmo que seja uma mudança que nos empodere. Uma mãe abusiva é melhor do que mãe nenhuma. Um relacionamento sem amor é melhor do que relacionamento nenhum. Em um programa de televisão sobre adultos filhos de alcoólatras, uma mulher na plateia disse que, mesmo que o relacionamento com a mãe dela tivesse mentiras, pelo menos ela *tinha* um relacionamento, e não estava disposta a arriscar perdê-lo ao dizer a verdade. Confrontar os pais não é uma parte necessária da cura, mas, se ela não disser a verdade porque acredita que precisa do relacionamento com a mãe para sobreviver, estará vivendo como uma criança-vítima.

Quando os comedores compulsivos me dizem que não podem seguir as orientações de alimentação porque seus cônjuges estão em uma dieta ou seus filhos têm de comer bolo de carne três vezes por semana, quando dizem, em linhas gerais, que a alimentação deles é culpa de alguém, eu respondo que há muitas coisas na vida fora do nosso controle, mas a nossa alimentação não é uma delas. No entanto, ela é um reflexo perfeito das nossas crenças sobre responsabilidade, autonomia e culpa. Devemos nomear aquilo sobre o qual falamos. Devemos ser específicos. Em um momento anterior das nossas vidas, quando não tínhamos escolhas e éramos completamente dependentes no nosso ambiente, a qualidade das nossas vidas estava fora do nosso controle. Devemos redirecionar a raiva, colocá-la para fora e não enterrá-la em nós junto com o sorvete.

O ato de se libertar da compulsão alimentar ao se ver livre das dietas, das regras, dos planos de alimentação e da consequente autopunição permite que você deixe de ser uma vítima em uma área muito importante da vida. As habilidades que você desenvolve ao se libertar ensinam que o seu corpo é bom, que os seus instintos são sábios, que você tem muitas opções, que pode confiar em si mesmo para obter as informações de que precisa para viver com amor.

A vontade de embarcar nessa jornada e a perseverança para seguir exigem coragem e compromisso. Os comedores compulsivos teriam de parar de culpar o peso por tudo o que existe de errado nas suas vidas, e isso é uma tarefa difícil porque muitos de nós desenvolvemos a compulsão alimentar como forma de culpar a nós mesmos pela dor nas nossas vidas. Se sempre que minha mãe batesse em mim, eu comesse uma barra de chocolate e me sentisse gorda e feia, eu poderia facilmente justificar as ações dela: a minha mãe me bate porque sou gorda e feia. Minha mãe não é louca, minha mãe sabe o que está fazendo, minha mãe sabe o que é melhor para mim. A compulsão alimentar foi a minha maneira de manter intacto meu amor por minha mãe inteligente e bonita. Eu não podia culpá-la (ela era minha mãe, eu precisava dela) e, em uma interação na qual apenas duas pessoas estavam envolvidas, ela me deixou apenas uma pessoa para culpar: eu mesma. Culpar a mim mesma me ajudou a criar uma estrutura através da qual eu compreendi o que estava acontecendo. Isso me permitiu acreditar que, como eu estava fazendo algo (comer muito, ser egoísta) que a *provocava* a bater em mim, eu poderia mudar o que estava fazendo (perder peso, ser mais agradável) para fazê-la parar.

O problema com a culpa é que ela concentra a nossa atenção na pessoa com quem estamos lidando, em vez de em nós mesmos. Quanto mais nos concentramos no que outra pessoa faz, fez ou pode fazer para nos sentirmos melhor, menos sentimos que temos poder. As fantasias de vingança têm seu lugar no processo de cura: querer magoar a pessoa que nos fere pode ser uma indicação de que estamos dispostos a lutar e a proteger a nós mesmos. Mas a cura e o crescimento completo exigem que, eventualmente, nos concentremos em nós mesmos e assumamos a responsabilidade da mudança.

Passei tantos anos sem ficar com raiva, tantos anos traindo a mim mesma, mentindo (você pode bater em mim quando quiser, mamãe, só não use uma vara), tantos anos me sentindo desamparada e devastada, e acreditei que era tudo culpa minha, que ficar com raiva e culpar alguém, em vez de me retirar para um canto de mim mesma sem dizer nada, foi uma grande realização. Ficar com raiva é crucial para a cura, e é importante na mesma medida agir em relação à escolha que tenho enquanto adulta e que não tive quando criança: me proteger, estabelecer limites claros sobre o que é ou não tolerado, saber que não tenho de permanecer em um relacionamento com alguém que não honra os meus sentimentos, expressar a minha mágoa ou raiva sem culpar ninguém.

Há seis verões, eu morava sozinha em uma casa criada com charme e peculiaridade; quando me trancava para fora da casa, tinha de abrir a janela traseira com uma lixa de unha. Se não houvesse uma lixa de unha ou uma caneta disponível, eu torcia os dois pregos que mantinham as janelas do banheiro no lugar e entrava. Eu amava aquela casa, adorava a maneira como o sol inundava a cozinha, adorava a vista do quarto que dava para os jardins, da cozinha e do banheiro, amava as estátuas de querubins que emergiam das heras. Ao entrar na casa, uma parede de vidro revelava o quintal: delfínios e ameixeiras no verão, arbustos que pareciam cordas de abóboras pequenas no outono e inverno, tapetes de miosótis na primavera e, a cada estação, os tons de verde: verde-musgo, verde-esmeralda, verde-limão. Enquanto eu morava naquela casa, um homem loiro-acobreado com cerca de 30 anos, com sardas no nariz e na parte traseira das mãos, um homem com rugas causadas por sorrisos ao redor dos olhos, o tipo de homem que você poderia olhar e dizer: "Olha, que pessoa gentil". Esse homem estuprou nove mulheres em quatro meses e foi visto pela última vez no final do meu quarteirão.

O primeiro estupro ocorreu em abril. Em julho, as mulheres de Santa Cruz se reuniam em encontros semanais na padaria do Centro Comercial East Cliff Village. Membros do departamento de polícia, Men Against Rape, Women Against Rape, mães, filhas, amantes, cônjuges, amigos, estávamos todos desesperados e tentando nos educar, tentando descobrir o que poderíamos fazer para parar esse homem e o que nós, enquanto mulheres, faríamos se fôssemos acordadas às 3 horas por um homem com uma meia na cabeça que dizia: – Não se mexa, vadia, ou você estará marcada para morrer.

Ellen disse que arrancaria os dentes da boca dele, arranharia seu rosto com as unhas. – Eu viraria a minha casa de cabeça para baixo caso fosse preciso, e ele se arrependeria de ter chegado perto de mim. – Judith disse que chutaria suas bolas, o morderia onde conseguisse, mas de uma coisa ela sabia com certeza: ele nunca faria mal a ela ou à filha. Nunca.

Fiquei em silêncio durante esses desabafos. Há quatro meses que eu não dormia mais de duas horas seguidas. Toda vez que o chão rangia, a geladeira fazia barulho ou um gato derrubava uma lata de lixo, eu pulava da cama e corria para a porta dos fundos, a abria e corria lá para fora. No momento em que eu chegava ao jardim, percebia que o estuprador não estava na casa e que eu podia voltar. Repetia essa cena duas, três, quatro vezes por noite. Uma vez, quando pensei que tivesse ouvido o estuprador no meu escritório, peguei o telefone e liguei para a polícia. Em outra noite, liguei para Sara à meia-noite e meia para dizer que eu achava que ele estava na minha casa. Acordava seis ou sete vezes por noite. Saía correndo às 2, 3 e 4 horas da manhã. Eu estava transparente como celofane, me segurando pelas unhas.

Então Cliff me lembrou das aulas de autodefesa sobre as quais leu na primavera anterior, aquelas nas quais um instrutor do sexo masculino vestido com 30 quilos de enchimento age como um assaltante, ataca você e não para de atacá-la até que ele seja nocauteado com um golpe que derrubaria qualquer pessoa que não estivesse usando o enchimento. Lembrei-me também da descrição das aulas. Quando Cliff me mostrou a foto do instrutor acolchoado no jornal, meu corpo começou a tremer. O capacete dele era maior do que uma abóbora gigante, com dois olhos recortados. Ele parecia um Darth Vader inflado com uma proteção sólida de hélio e eu não queria chegar perto dele. Além disso, concluí na época que violência gera violência. Se eu começar a ter pensamentos violentos, vou atrair homens violentos. Quando contei à minha amiga Lisa sobre o curso, ela disse: – É possível interromper a violência com amor. Uma vez, Elisabeth Kübler-Ross parou um elefante furioso ao lançar amor na direção dele. "É, eu disse a mim mesma, o amor pode mudar tudo." Exceto que, ao acordar às 2, 3 e 4 horas, o amor não era a minha emoção predominante. O aspecto mais assustador do meu encontro imaginário com o estuprador era o que eu faria se ele entrasse na minha casa:

Às 3 horas: despertei com o barulho da porta da frente sendo forçada. Pulei da cama e, no escuro, percebi um homem com uma meia na cabeça vindo na minha direção. – Não se mova – diz ele, e eu não o faço. Eu me recolho em um canto de mim mesma, removo qualquer vestígio de cuidado com o meu corpo. Repouso lá, sem fazer nada, sem dizer nada, congelada no chão de ladrilhos vermelhos enquanto ele tira a minha camisola de flanela, coloca o pênis dele dentro de mim, me estupra. Horrorizada e confusa com essa visão, eu digo a Ellen que vou me inscrever com ela na aula de autodefesa contra assaltos.

A primeira aula foi aterrorizante. E a segunda, a terceira, a quarta. A quinta. Sempre que o instrutor me atacava, eu congelava ou chorava, ou congelava e chorava. Por fim, com muito treinamento do instrutor do sexo feminino e das mulheres na classe, aprendi a lutar contra ele. Eu me formei no curso e me inscrevi no curso intermediário: dois assaltantes que atacam uma mulher. Meus amigos me chamaram de masoquista. Meu quiroprático disse que as minhas costas estavam sofrendo com os chutes laterais, os chutes de tesoura e as joelhadas na virilha, mas o medo estava incrustado em mim como lava e eu sabia que tinha de acabar com isso. Na terceira semana do curso, quando estava presa por um homem e (supostamente) era estuprada por outro, parei de lutar. Meus braços ficaram frouxos, minhas pernas pararam de chutar. Desisti. Pela primeira vez na minha vida adulta, me lembrei de quando andava para trás até as escadas, me lembrei dos anos em pé na frente da minha mãe, com as mãos abaixadas porque, se eu revidasse, ela me golpearia mais forte.

A corrente de prata da instrutora repousa na minha bochecha. Pelo canto do olho, consigo ver a ponta do sapato vermelho dela.

– Olhe para mim, me ouça. Você tem de lutar, Geneen. Eles estão machucando você – ela diz.

– Não ligo para isso. Eu não consigo lutar. Não me importo com o que fazem comigo. É muito difícil, eles são muito fortes.

Começo a chorar, um choro alto e áspero. Um dos homens me amordaça com um cachecol vermelho, o outro prende minhas mãos atrás das minhas costas.

– Eu não sei quem machucou tanto você, Geneen, mas quem quer que tenha sido estava errado. Ninguém tem permissão para violar alguém. Nunca. Não foi culpa sua. Agora, se levante e os impeça de agredi-la mais – diz Danielle, a instrutora.

Eu continuo sem me mexer. Isso acabará em breve, eu penso, e aí poderei descansar. Ouço os homens falando uns com os outros. – Ela não vai revidar, Mario. Podemos fazer o que quisermos com esta vagabunda.

Danielle segura meu rosto e o aponta na direção dela. – Você está esperando que eles parem, Geneen. Você acha que, se você for doce, fraca ou gentil o suficiente, eles pararão. Você acha que pode fazê-los mudar de ideia, como se o comportamento deles tivesse algo a ver com o tipo de pessoa que você é.

"Você tem de parar de esperar, Geneen. Você tem de parar de esperar que eles parem. Você tem de detê-los."

– Fique de lado, chute-o na virilha, coloque os dedos nos olhos dele – ouço o resto das mulheres na turma gritar instruções para mim. – Vamos, Geneen, detenha-os agora – diz Danielle.

Em um pulo, fico de pé, consigo soltar as minhas mãos da corda, me aproximo do homem alto. Ele agarra meus ombros. Dou um passo na direção dele com a perna esquerda, o chuto na virilha com a perna direita. Ele se abaixa, eu golpeio a cabeça dele com o cotovelo, ele cai no chão. O outro homem está circulando ao meu redor, me agarra pela cintura, me joga no chão. Eu o chuto no peito, ele cai para trás. Eu me aproximo, o chuto na cabeça, ele cai para trás novamente. Eu continuo a chutar, miro o peito, a cabeça, a virilha. Ele dá o sinal de nocaute e o apito soa.

Na aula de autodefesa contra assaltos, aprendi que, para lidar de maneira eficiente com alguém que me violasse, eu não poderia me deixar distrair pelo que ele estava fazendo. Assim que eu começava a me concentrar nas intenções, nos movimentos, nas palavras dele, a minha força ia embora. Se eu conseguisse, apesar da presença de dois bandidos de 1,90 metro, me manter em contato com meu corpo, com minha decisão de me proteger, com minha convicção de que ninguém tem o direito de me violar e que qualquer um que tentasse seria vítima de toda a força da minha raiva, eu poderia usar o meu medo para lutar como um tigre cujo filhote foi ameaçado.

Na vida real, especialmente na presença de armas, nem sempre é possível ou prudente que as vítimas de estupro reajam. A lição da autodefesa contra assaltos não é que as vítimas de agressão sexual que não lutam são fracas ou culpadas de alguma forma, mas que, enquanto adultos, temos escolhas em qualquer situação. *Não* lutar é uma escolha que poderia salvar sua vida, mas deve ser reconhecida como uma escolha. As vítimas deixam de ser vítimas no momento em que reconhecem seu poder de escolha.

E a lição da autodefesa contra assaltos é que não podemos ser generosos, magros ou gentis o suficiente, não podemos ser bem-sucedidos ou atraentes o suficiente para aqueles que abusam de nós deixarem de fazê-lo. Não podemos fazer com que alguém nos ame. Não podemos mudar ninguém. Não é nosso trabalho ferir quem nos feriu, mudar alguém que é autodestrutivo, convencer alguém que não nos ama a nos amar. Enquanto o nosso bem-estar e a nossa autoestima dependerem daqueles que nos cercam, seremos crianças dependentes da afeição dos nossos pais, à espera de sermos chamados de "querido" por nossas mães, que nossos professores nos digam que somos inteligentes, que nossos amigos nos incluam em seus clubes, estamos à espera, à espera de bondade o suficiente para abrir o broto encolhido dos nossos corações.

Marjorie é participante de uma palestra de Breaking Free. Ela diz ao grupo que tem comido e vomitado por quatro anos e três meses.

Eu pergunto a ela o que aconteceu há quatro anos e três meses.

– Fui estuprada por alguém que conhecia – diz ela.

– Gostaria de nos contar a respeito? – pergunto.

Ela concorda com a cabeça e começa:

– Foi horrível. Dei um grito seco e comecei a chutá-lo e empurrá-lo, o mordi, mas isso não ajudou, ele era maior e mais forte do que eu, e desisti. Quando acabou, eu estava machucada e tinha sido espancada, mas não contei a ninguém. Não queria que ninguém soubesse. Exceto o meu namorado, e ele tentou cuidar de mim, mas não teve jeito. Não queria que ele me tocasse. Eu era virgem antes do estupro e não queria nunca mais ter relações sexuais. Meu namorado e eu terminamos e comecei a comer e vomitar. Cinco, seis vezes por dia. Gostava de andar em bairros perigosos sozinha à noite, comer e depois vomitar em uma lixeira. Eu não me importava com o que poderia acontecer comigo. Pensei que o estupro era culpa minha, que eu não deveria ter deixado aquilo acontecer, que pedi por aquilo de alguma forma, que deveria ter sido capaz de me defender. Acreditei que era suja, repugnante, uma mercadoria usada.

"Quando fui hospitalizada após tentar o suicídio com uma *overdose* de remédios, li seus livros. Percebi que estava flutuando entre a vida e a morte e concluí que queria viver. Comecei o tratamento com um terapeuta maravilhoso, um homem, e consegui parar de vomitar por períodos de várias semanas. Levei muito tempo para começar a acreditar que o que aconteceu não foi culpa minha. Sinto que morri e está sendo difícil voltar à vida."

Quando ela conta sobre a sua infância, diz que o pai dela era um alcoólatra. – Até o estupro, eu nunca tinha analisado as questões do passado. Era como se o estupro fosse o catalisador e, de repente, a imensa quantidade de ódio contra mim mesma com a qual convivi a vida inteira se derramasse para fora de mim. Eu não conseguia me suportar. O ato de comer e vomitar era o mais repugnante que eu poderia cometer.

– Você criou algo para odiar em si mesma – digo.

– Eu estava tão confusa, me senti tão violada. Meu pai havia abusado sexualmente de mim quando era criança e eu nunca contei a ninguém, mas senti como se isso também tivesse sido culpa minha. Até o estupro, eu nunca tinha mencionado isso. Eu nunca tinha nem me lembrado – ela disse.

Não foi culpa dela. Ponto final. Mas a medida na qual ela cura a dor do comportamento do pai, a dor do estupro, ou se mata lentamente por causa disso, está nas mãos dela, não nas dos estupradores.

Quando somos violados sexualmente, fisicamente ou emocionalmente, o processo de cura inclui negação, confusão, raiva, tristeza e aceitação.* Não há caminho certo a seguir ao longo dos estágios de cura, nem há nenhum limite sobre quanto tempo dura cada estágio. Os sentimentos não podem ser ignorados, mas ao lidar com eles você pode se livrar deles.

Se você estiver disposto a passar por todas as fases, viver os seus sentimentos em vez de desejar que eles acabem, se você tiver pelo menos uma pessoa a quem possa contar toda a verdade, alguém que acredita em você, o aceita, o ama, poderá chegar no outro lado da violação, do abuso e do sofrimento, não importa quão ruim tenha sido.

Algumas pessoas não se curam. Elas ficam presas em uma das etapas. É assustador demais reconhecer o que realmente aconteceu ou se conectar aos sentimentos relacionados aos acontecimentos.

Minha amiga Poppie me disse que foi a um terapeuta no mês passado para uma entrevista inicial e o terapeuta disse que ela tinha muito luto para sofrer. O pai dela a abandonou na escadaria dos vizinhos quando ela tinha três anos, ela não via a mãe há 35 anos e, embora tenha contato com o pai há muitos anos, está sempre furiosa com ele. Quando fala do pai, ela começa muitas frases com "depois do que ele fez comigo...". Quando se esquece do aniversário dele, quando não retorna às suas ligações durante semanas, quando diz a ele que vai encontrá-lo às 18 horas e não aparece até as 19h30, ela diz:

– Depois do que o meu pai fez comigo, ele não tem o direito de reclamar do que eu faço.

Poppie não quer ouvir falar de luto.

– Quando o terapeuta me disse que eu tinha muito luto para sofrer, eu disse a ele que estou olhando para a frente, não para trás.

Poppie reconhece sua perda, conta histórias sobre a vizinha chamada Josephine que a amordaçou com ameixas secas e amarrou as mãos dela atrás das costas, mas a voz dela é tão úmida quanto um pedaço de gelo seco. Apesar de reconhecer a perda, ela nega o impacto. Ela sabe que está com raiva do pai, mas a raiva dela é um disco quebrado, que não passou do mesmo sulco por 35 anos. *Depois do que o meu pai fez comigo, depois*

* Leia sobre os estágios de luto de Elisabeth Kübler-Ross em Sobre a morte e o morrer (São Paulo: Martins Fontes, 1969). Embora seja verdade que o luto de uma vida é diferente em muitos pontos do luto pelos anos perdidos, os estágios de luto são semelhantes e conhecê-los pode ser útil para o leitor.

do que o meu pai fez comigo, depois do que o meu pai fez comigo. Na tentativa de se vingar do pai pela injustiça da infância, Poppie deixa de perceber as consequências da raiva em si mesma.

Poppie se casou no mês passado. É o terceiro casamento e ela diz que está muito apaixonada pelo seu novo marido. Diz que nunca foi tão feliz.

– Ele é o cara, Geneen. Esse é o amor verdadeiro pelo qual eu esperei. O que o terapeuta sabe, afinal? Quem disse que eu tenho de olhar para o passado? – diz ela.

Mas a dor da infância dela não foi a lugar nenhum, ainda está trancada dentro do seu corpo, ainda está impressa nas suas células. Quando o marido dela fizer algo que evoque uma constelação de memórias dolorosas, Poppie desencadeará a ira de ser amordaçada com ameixas na casa dos vizinhos. Quando o marido sair em uma viagem e não voltar dentro do tempo planejado, ela poderá se sentir com três anos, abandonada pelo pai. O marido dela receberá a dor, a desorientação e a fúria da criança para a qual Poppie se recusa a dar espaço. Ele não entenderá a profundidade da dor dela. Nem Poppie. Os sentimentos dela serão extremamente desproporcionais aos eventos que os provocaram. Meu palpite é que não demorará muito para que eu a ouça falar dele com amargura. Não demorará muito para que ela durma com o refrão: *depois do que o meu pai fez comigo, depois do que o meu pai fez comigo, depois do que o meu pai fez comigo.*

Um amigo de Matt* diz que um casal entra em um relacionamento loucamente apaixonado, carregando uma mala cheia de roupas de relacionamentos passados, da adolescência, da infância. Quando eles estiverem juntos há uns dois anos, já terão tirado toda a roupa das suas respectivas malas, jogado um no outro e, em total descrença, exclamado: – Você não é a pessoa por quem me apaixonei. Eu mal o reconheço.

Não podemos olhar para a frente sem olhar para trás.

Não podemos curar os relacionamentos do presente sem estarmos dispostos a curar a dor do passado.

Para curar, temos de acreditar que a cura é possível. Nosso desejo de cura deve ser maior do que o nosso medo de sentir raiva, pesar, tristeza. Nosso desejo de cura deve ser maior do que o desejo por qualquer coisa ou qualquer outra pessoa.

---

* Obrigada, Annette Goodheart.

Na prática da meditação de introspecção*, aprendemos a nos sentar calmamente e percebermos os sentimentos que se repetem. Preocupação, ansiedade, medo. Percebemos o medo e o rotulamos: medo, medo. Observamos como nosso corpo reage ao medo, como o estômago se contrai, o anel apertado em torno do coração, as tensões nos dedos, pés, rosto. E não paramos. Inspiramos, expiramos e continuamos a perceber: o medo, o medo. Se prestarmos muita atenção, se lidarmos com o medo e não afastá-lo porque ele nos deixa pouco à vontade, nos aprofundaremos e descobriremos do que temos medo: não sermos amado, de estarmos distantes. Continuamos a observar e respirar. Ao ficar frente a frente com a raiz do medo, não o sentimos mais. Inspiramos e expiramos, não afastamos nada, estamos inteiramente no momento presente. O ato de estar inteiramente no momento, atento às sutilezas de sensação, sentimento, sensibilidade a cores, som, temperatura, à consciência da vida como ela é (não como ela era, como poderia ter sido, não como desejamos que seja), isso é estar vivo.

Nos dias seguintes à conversa com Dick no *lobby* do Hotel Claremont, me senti um pedaço de carne ferida, e eu o culpava por isso. Minha mente repassava infinitamente as coisas que eu gostaria de ter dito: eu deveria ter dito que ele forçou a barra ao citar sobre os Dez Mandamentos, eu deveria ter dito que ele tinha de ter falado comigo na mesa ou ter deixado de falar, eu deveria ter usado a vida dele como exemplo de tudo o que ele estava me dizendo para não fazer, eu deveria ter me protegido.

O incidente desencadeou uma avalanche de memórias da infância, onde me senti ferida, presa e incapaz de me defender. Dick se tornou todas as pessoas na minha vida das quais eu não conseguia me proteger ou não tinha me protegido. Não importava que, na conversa com ele, eu *tinha* me protegido. Acreditei que a minha dor era culpa dele e queria machucá-lo também. Acreditei que fazê-lo se sentir mal iria me fazer sentir bem. Eu poderia me sentir poderosa se ele fosse impotente. Eu me tornei a típica vítima.

---

* Para consultar um guia sobre a meditação de introspecção, leia *Buscando a essência da sabedoria*, por Joseph Goldstein e Jack Kornfield (São Paulo: Roca, 1995).

Escrevi uma carta para Dick na qual expressei minha raiva. Quando terminei de ler a carta a Matt, eu disse: – Isso é tudo. – Ele disse: – É o suficiente.

– Não tem mais nada a me dizer?

Silêncio. Eu não deveria ter lido a carta para ele. Ele é tão bonzinho, sempre tentando se "comunicar", acalmar as coisas, sem irritar ninguém, sem entrar em conflito.

– Talvez você deva examinar os seus motivos para enviar esta carta. Se o que você quer é brigar com Dick e aumentar a distância que já existe, a envie. Mas, se eu fosse ele, estaria tão ocupado me defendendo do seu ataque que não ouviria a verdade do que você disse – Matt afirmou.

– Então, o que devo fazer, dar a ele a outra face? Eu não sou justa, estou furiosa. Eu acho que ele foi um merda total e quero dizer isso a ele.

– O que ele fez não foi tão terrível. Ele não entende as coisas e tentou proteger a sua mãe. Só foi horrível porque a fez se lembrar do seu passado. Você está sofrendo por causa do que fizeram a você 20 anos atrás, Dick não tem nada a ver com isso.

Ele está certo. Eu odeio quando ele está certo, especialmente quando eu estou tão determinada a fazer algo que vejo que não deveria fazer. Quero enviar essa carta. Quero vingança. Se ele ficar mais magoado, eu vou sofrer menos.

O olhar de Matt está fixo. – No que você está pensando? – ele pergunta.

– Vingança – respondo.

– Ah – diz ele, sorrindo de modo que o espaço entre seus dois dentes da frente apareça. – A forma como pessoas sábias lidam com a dor.

– Exatamente – digo, enquanto sinto a parede de cimento do meu peito rachar pela primeira vez em dias.

Fiquei com raiva por uma semana. Lutei na terapia para examinar os sentimentos antigos e familiares desencadeados por Dick. Eu meditava no período da manhã e observava a raiva ocupar a minha mente. Eu a classifiquei como "raiva, raiva". Conversei com Matt e com Sara sobre isso, escrevi no meu diário, escrevi três cartas nunca enviadas para Dick.

No momento em que escrevi (e enviei) a quarta carta, a raiva se transformou em tristeza, a tristeza em aceitação e sinceridade. A carta foi clara e sem raiva: descrevi as minhas razões para escrever o livro e o fato de a publicação não ser negociável. Também manifestei o meu desejo de superar o passado e ter um relacionamento amoroso com a minha mãe.

Na vez seguinte em que vi Dick, ele disse:

– Reli a parte de Molly em *Feeding the hungry heart*. Sentei-me na sala e a li algumas vezes. Chorei. Eu não conseguia parar de chorar. Eu não a lia desde que o livro foi lançado, há sete anos. Eu não conseguia suportar a sua dor, Geneen. Se eu lesse suas palavras, teria de sentir sua dor, e tenho medo de senti-la. Eu não aguento pensar em você sofrendo tanto. Dói demais. E eu tenho medo de ficar zangado com Ruth. Você pode me perdoar por ter agido como um idiota?

Tenho sorte em ter Dick na minha vida. É incomum ter um pai disposto a examinar a si mesmo com tal honestidade. Ele considera o que digo e permite que os meus pensamentos e sentimentos impactem sobre suas ações. Ele não tem medo de admitir que cometeu um erro, mas, quando pediu desculpas, eu não precisava mais das desculpas dele.

Falei a verdade como eu a via e não traí a mim mesma.

Abandonei a responsabilidade pelo bem-estar da minha mãe e parei de protegê-la das feridas que ela ajudou a criar. Ao deixar de me culpar pela dor dela, parei de culpá-la pela minha.

Eu terminei um ciclo pelas estações da minha tristeza e ressurgi com um coração tranquilo. Um coração tranquilo é tudo o que eu queria, para começar. Ou para terminar.

capítulo 8

Ser forte onde há feridas

Quando vivíamos na rua 18, em Jackson Heights, uma mulher chamada Bette Davis morava do outro lado da rua, em um apartamento pequeno e misterioso. As cortinas eram de veludo verde com franjas pretas e o chão era um tapete de peônias. Eu inventava qualquer desculpa para visitar Bette. Eu a achava exótica, porque seu nome era igual ao de uma estrela de cinema, ela tinha uma pinta na bochecha direita e o seu cabelo cheirava a água de rosas. Eu adorava me sentar ao lado dela na cadeira de balanço, fazer perguntas sobre sua vida enquanto ela fazia quadrados pretos e amarelos de crochê. Onde ela nasceu, se queria se casar, o que ela fazia no trabalho. Bette tinha 26 anos, trabalhava como aeromoça na Eastern Airlines e eu queria que ela fosse a minha mãe.

Depois que eu saía do apartamento dela e voltava para a casa da minha mãe, sonhava acordada com como a minha vida seria se Bette fosse a minha mãe: ela não gritaria comigo. Eu teria uma pinta na minha bochecha direita. A vida teria cheiro de verão.

Quando me tornei uma bailarina, em um maiô azul-bebê com um tutu das cores do arco-íris, eu queria que Sandy, a minha professora de dança, fosse a minha mãe. Eu praticava andar como um pato para andar como ela e enrolava longas mechas de cabelo na frente das orelhas para meu cabelo ficar parecido com o da filha dela, Chloe. Quando ela me convidou para jantar e serviu presunto com abacaxi, eu apertei meu nariz e comi, mesmo sem ter nunca comido presunto antes e ter medo de ser punida por Deus. Eu queria que ela me chamasse de querida e lesse *A ilha dos golfinhos azuis* para mim na hora de dormir.

Quando John Kennedy foi assassinado, eu queria que Jackie fosse a minha mãe. Eu queria ser famosa como Caroline e John-John e queria ser corajosa diante da tragédia.

No ensino médio, eu queria que a mãe do meu namorado, Rey, fosse a minha mãe, que ela separasse um lugar para mim no jantar todas as noites, que me perguntasse sobre a lição de casa e que tivesse a geladeira abastecida com chantili e morangos, meus favoritos.

Comprei velas perfumadas para a mãe de Jil com a forma de duendes, porque ela era bonita, gostava de colecionar velas e eu queria que ela me amasse.

A mãe de Mark fazia biscoitos amanteigados para mim e me escrevia cartas na faculdade. Ela disse que eu era inteligente e estava orgulhosa de mim.

Pedi conselhos para a mãe de Nona sobre meninos e controle de natalidade.

Sempre que eu fazia um novo amigo, queria pertencer à família dele. Eu queria ser parte de uma ninhada de crianças com uma mãe e um pai que jantavam juntos e passam os domingos no Museu de História Natural e faziam fogueiras no lago George no verão. Eu queria estar dentro do brilho de uma família amorosa. Queria ser quase qualquer pessoa, exceto eu mesma, com quase todas as famílias, exceto a minha.

Durante um ano, entre os 12 e 13 anos, frequentei a escola dominical Temple Beth-El. A senhora Bernstein nos ensinou sobre Moisés e Jacó, Rute e Noemi, sobre o Faraó e a morte do primogênito, a comer pão sem fermento no *Pessach*, a soprar o *shofar* no *Rosh Hashana*. O rabino Weissman nos contou histórias enquanto estávamos sentados no templo em longos bancos de madeira, com livros de oração presos em bolsos de veludo azul.

– Era uma vez, há muito, muito tempo, um rabino levou o povo da sua aldeia para uma grande árvore a cerca de dois quilômetros de distância. Ele disse ao povo que essa era a Árvore dos Problemas e que eles poderiam pendurar os problemas nela. Todas as pessoas desenrolaram os problemas das suas bolsas. Os problemas de algumas pessoas estavam presos a longas tiras de pano vermelho e branco. Aqueles com pequenos problemas os costuraram em pequenos quadrados de seda azul. Demorou muito tempo para os aldeões pendurarem os problemas deles e, durante algum tempo, parecia que havia problemas demais e que não havia galhos o suficiente, mas finalmente todas as bolsas ficaram vazias e a árvore parecia um arco-íris líquido, com tantas cores sobre ela, todas balançando na brisa. As pessoas da aldeia passaram o dia brincando juntas, cantando músicas, fazendo refeições e conversando. No final do dia, o rabino disse: – Temos de ir para casa agora. Cada um de vocês deve pegar um problema da árvore. Você pode pegar o que trouxe consigo ou pegar o problema de outra pessoa. De quem será o problema que você vai escolher?

Nesse ponto da história, eu pensava que, se eu e Glenna estivéssemos lá, eu levaria os problemas dela, porque ela tinha uma mãe e um pai que estavam em casa todas as noites e que passeavam com ela nas tardes de sábado. Ou levaria os problemas de Randy, porque ela parecia não ter nenhum. Provavelmente os problemas dela foram costurados em um pedaço de seda azul tão pequeno que voou.

– ... E o que vocês acham que as pessoas fizeram? – perguntou o rabino.

– Aposto que foi uma grande confusão, porque ninguém ia conseguir decidir qual problema levar ou todos queriam levar o problema da mesma pessoa – disse Ronald Smith.

– Não – disse o rabino. – Todos queriam o mesmo problema que trouxeram consigo. Ninguém queria trocar.

Eu teria trocado, pensei. Eu definitivamente teria trocado. A vida de qualquer um, menos a minha, a família de qualquer um, exceto a minha. Eu acreditava que o meu problema era o único *de verdade* e que ter o problema de outra pessoa seria não ter problema nenhum.

Eu mudei de ideia.

Hemingway diz que o mundo fere todos e alguns de nós nos fortalecemos onde há feridas. O objetivo da cura é ser forte onde há feridas.

Quando eu era criança, criei um mundo só meu, porque o mundo no qual vivia não era um lar para mim. Escrevi histórias sobre planetas com anéis roxos, poemas sobre penas e beija-flores. Escrevi meu primeiro livro quando tinha 12 anos. Eu me tornei uma escritora.

Quando eu era criança, aprendi a ouvir o que não era dito, a ver além do rosto da minha mãe, dos olhos do meu pai. Aprendi a analisar onde os outros só observavam. Eu me tornei uma professora.

Aprendi que nada era como parecia ser. Aprendi que dinheiro não faz ninguém feliz. Aprendi sobre morte e violência, traição, mentira, roubo e aprendi sobre humor, determinação, resistência. Eu me quebrei em dez mil pedaços. A pessoa que sou hoje é o resultado da maneira pela qual juntei esses pedaços.

Quando descobri que havia uma maneira de acabar com a compulsão alimentar sem fazer dietas, coloquei um anúncio no jornal que dizia: "Grupo de apoio para mulheres com compulsão alimentar. Acredito que é possível parar de fazer dieta e emagrecer, que é possível aprender a nos nutrir por meios diferentes da comida e que é possível descobrir por que nós usamos a comida. Se você gostaria de participar dessas descobertas, ligue para a Geneen em 425-1185. O custo é de um dólar por noite, durante dez semanas".

Dez mulheres ligaram e se inscreveram no grupo. Como eu não tinha um lugar para morar, perguntei aos meus amigos Sue e Harry se poderia realizar o primeiro encontro na casa deles, que ficava em uma estrada rural em Aptos. Para a conveniência delas e porque a casa era difícil de achar, eu disse às mulheres que as encontraria em frente à Jay's Liquor no centro comercial de Aptos e de lá iríamos para a sala de Harry e Sue.

Eu estava 18 quilos acima do meu peso natural e queria parecer apresentável na primeira sessão, então decidi fazer uma permanente no cabelo dois dias antes da primeira reunião. Eu tive de dormir com os bobes por duas noites porque meu cabelo é fino e a permanente não pega direito, mas quando voltei ao salão, na tarde antes do primeiro encontro, me disseram que o cabeleireiro teve de fazer uma cirurgia de emergência e eu teria de dormir com os bobes por mais uma noite.

Acenei para dez mulheres que eu não conhecia em frente à Jay's Liquor e lhes disse que eu era a líder delas.

– Sou eu, eu sou a líder do grupo – disse. Fiquei lá, tremendo na noite de novembro, 18 quilos acima do peso natural e com bobes no cabelo. Uma mulher ficou boquiaberta.

– Muito obrigada. Vou para casa – disse outra.

Os anos que eu passei fazendo dieta e comendo compulsivamente foram um inferno, mas o caminho que segui quando percebi que a compulsão alimentar era minha amiga me ensinou a acreditar em mim mesma, a rir de mim mesma, a ter coragem, a me arriscar, a adotar uma vida mais intensa do que jamais imaginei ser possível. Eu usei a dor da compulsão como um caminho para me levar ao indizível em mim, ela me deu compaixão pelas outras pessoas que lutam com a comida, ela me permitiu criar um sistema para compreender a confiança, o medo, a nutrição e a satisfação. Os lugares que eram mais fracos em mim quando eu era criança são alguns dos mais fortes em mim como adulta. Eles são fortes agora porque eram fracos, não apesar de terem sido fracos.

Não é a ferida que determina a qualidade da sua vida, é o que você faz com ela: como você a retém, a carrega, a conduz ou se enterra sob ela.

Ninguém sabe onde os sonhos nascem e é isso o que dá às pessoas a coragem de segui-los. O pai de Lucille Ball morreu quando ela tinha quatro anos. Sua mãe se casou novamente, mas enviou Lucille para viver com parentes. Eles colocaram uma coleira de cachorro em volta do seu pescoço e a amarraram a uma árvore no quintal para impedi-la de perambular. Embora o corpo dela estivesse amarrado, a mente dela vagueava. Ela criou um amigo chamado Sassafrás que a confortou e disse que ela seria uma famosa estrela de cinema.

A vida é o que acontece enquanto você convive com as feridas. A vida não se trata de tirar as feridas do caminho para que você possa finalmente viver. As feridas nunca são apagadas de maneira permanente. Somos seres frágeis e, em alguns momentos, nos quebramos mais uma vez.

Em janeiro do ano passado, Matt e eu voamos para Phoenix. Enquanto ele esperava a bagagem chegar, caminhei até o guichê da American Airlines para comprar um bilhete para outra viagem. A fila estava longa, esperei por meia hora. Matt e eu não havíamos especificado quem se encontraria com quem e onde nos encontraríamos. Depois de comprar a passagem, esperei que Matt aparecesse: 15, 20, 30 minutos se passaram. Esta foi a história que eu contei a mim mesma: "Ele se esqueceu de mim. Ele deixou o aeroporto. Eu não sei o nome do hotel em que estamos hospedados, nem mesmo o da cidade. Talvez não seja Phoenix, talvez seja Scottsdale. Sem problemas. Vou pegar um táxi para um hotel do aeroporto, continuar ligando para minha secretária eletrônica para verificar se há chamadas dele e vamos conseguir nos falar em algum momento nesta noite. Se não der certo, não importa, amanhã voarei de qualquer maneira". Não importa?

Meu coração estava disparado. Eu estava perplexa com Matt ter ido embora sem me procurar, mas fiz o que fazia quando criança: descobri como cuidar de mim mesma e fingi que nada disso importava. Assim decidido, tive a ideia de chamá-lo usando o telefone branco de cortesia como um último esforço para encontrá-lo. Ele apareceu no balcão da American Airlines em três minutos.

– Achei que você tinha se esquecido de mim e ido embora do aeroporto.

– Você achou o quê?

– Achei que você tinha se esquecido de mim.

– Você está brincando, não é? Eu moro com você, durmo com você, falo com você todos os dias da minha vida e estou carregando 13 malas suas. *Como eu poderia me esquecer de você?* Eu fiquei esperando por você na esteira de bagagem durante uma hora e 15 minutos.

– Ah.

Sou uma pessoa que se sente abandonada. Três anos atrás, eu parei de falar com Matt quando ele estava prestes a viajar. Depois disso, criamos um "ritual de despedida", em que nos sentávamos juntos por meia hora no dia anterior da viagem dele e conversávamos sobre os nossos sentimentos. Os meus eram sempre os mesmos: eu dizia a ele que, se ele me amasse, não iria me deixar e que, se ele estava me deixando, não poderia me amar e que, se ele não me amava, eu não queria ficar vulnerável e amá-lo. Ele me dizia que não era minha mãe nem meu pai, que voltaria em dois dias, que me amava. O ritual funcionou por quase um ano. Então, meus medos dominaram e comecei a me distanciar quando ele voltava.

As feridas nunca são apagadas de forma permanente. Ser uma pessoa que se sente abandonada é algo que muda a cada ano, dependendo da consciência quanto a essa parte de mim mesma. Quanto estou disposta a arriscar, quão paciente estou disposta a ser, quanta misericórdia posso oferecer para a parte de mim que está sempre com medo de ser abandonada. A minha maneira de trabalhar o medo de abandono dá forma às curvas e cores da minha vida, como um rio molda as margens de um desfiladeiro.

A cura acontece quando abrimos os nossos corações, não quando os fechamos. Ela trata de suavizar os lugares em nós que não deixam o amor entrar. A cura é um processo. Ela acontece quando ficamos indo e voltando do abuso do passado para a plenitude do presente, e quando ficamos no presente cada vez mais tempo. É esse balanço que cria a cura, não a permanência em um lugar ou no outro. O objetivo da cura não é ser feliz para sempre, isso é impossível. O objetivo da cura é estar acordado e viver enquanto se está vivo, ao invés de morrer enquanto se está vivo. A cura trata de estar em pedaços e inteiro ao mesmo tempo.

Quando percebemos que, com um, três ou dez anos de idade, somos vulneráveis demais para o mundo em que estamos, moldamos nossos corpos com um gesso de proteção e nele fazemos desenhos bonitos, escrevemos os nossos nomes e deixamos outras pessoas desenharem e escreverem os nomes delas. Quando chegamos à fase adulta, cada centímetro do gesso estará tingido com cores, e estaremos tão acostumados com a sensação que isso proporciona e tão apegados aos desenhos que fizemos que nos esquecemos dos nossos corpos que estão por baixo dele.

Quando percebemos quão doloroso é esse gesso, que ele pesa nos nossos ossos e restringe os nossos movimentos, quando percebemos que já superamos essa forma da infância e não precisamos mais dela, a tarefa de cortá-la fora parece tão imensa e tão dolorosa que nós não sabemos por que deveríamos fazê-lo. Principalmente quando percebemos que quase todas as pessoas que conhecemos ou vemos caminham com o gesso delas. E todas estão tão ocupadas em admirar, até mesmo invejar, o gesso de outra pessoa, que nos perguntamos se estamos imaginando coisas. Talvez esta seja realmente a minha pele, dizemos a nós mesmos. Como toda essa gente poderia ser tão feliz com os corpos cobertos de gesso? Sentimo-nos tão sós quanto na infância.

A compulsão alimentar é o gesso, não a ferida, embora a maioria das pessoas não acredite nisso.

Cinco anos atrás, recebi um telefonema de Karen Russell, uma mulher de Vancouver, Colúmbia Britânica, que queria participar de uma oficina minha em Santa Cruz. Quando pedi a ela que me contasse a respeito de si mesma, ela disse que tinha lido *Breaking free* e que o livro a emocionou muito.

– Eu peso 190 quilos – disse ela. A oficina já estava lotada, mas eu disse que ligaria caso houvesse um cancelamento.

Quando desliguei o telefone, liguei para Sara, que estava conduzindo a oficina comigo, e contei a ela sobre a ligação de Karen.

– Você já trabalhou com alguém que pesava mais de 140 quilos? – perguntou Sara.

– Não.

– Qual é a aparência uma pessoa com 190 quilos? – ela me questionou.

– Não sei – respondi. – E estou preocupada com o conforto dela, se ela cabe em uma cadeira e quão grandes serão suas expectativas. É uma viagem bastante longa para uma oficina de dois dias. Talvez eu devesse encaminhá-la para alguém em Vancouver. Dois dias depois, tivemos um cancelamento da oficina. Liguei para Karen e conversei com ela sobre as minhas considerações. Ela disse que queria vir, será que eu consideraria a possibilidade?

– Tudo bem. Vejo você no sábado, em Santa Cruz – eu disse.

Esta é a história dela:

– Quando eu tinha 37 anos, pesava 192 quilos de acordo com a balança de carga do Terminal Rodoviário de Johnson. Eu não conseguia comprar roupas nem mesmo em lojas especializadas em mulheres *plus size*, porque os tamanhos iam até o 52 e o meu era 60. Meu guarda-roupa consistia em três caftãs que foram feitos especialmente para mim: um de cada cor (azul-marinho, preto e marrom), costurados em linha reta nas laterais, com aberturas para a minha cabeça e para os braços. Eu usava sandálias de dedo no verão e no inverno, porque não conseguia me abaixar para amarrar os tênis e sapatos com todo o meu peso. Eu não tinha um casaco, mas isso não fazia diferença, já que quase nunca saía de casa. Na parte da manhã, eu dava um jeito de sair da cama, ir para a cozinha, pegar meu estoque de comida e me acomodar em minha cadeira na sala de estar, consolada pela certeza de que havia comida ao meu redor. Meus dias foram preenchidos com o zumbido das novelas em segundo plano. Vivi minha vida indiretamente através do meu marido e dos meus filhos. Eles se tornaram meus braços, pernas e minha janela para o mundo exterior. Quando ia para algum lugar, eu dirigia. O carro se tornou parte do meu isolamento, da minha armadura, da minha proteção. Eu costumava dirigir ao redor da cidade enquanto comia, me entupindo de raiva, culpa, mágoa. Eu comia até que nada mais tivesse importância.

"Chip, meu filho de 15 anos, joga beisebol. Em todas as temporadas de beisebol, durante oito anos, dirigi ao parque para vê-lo jogar. Eu não perdi muitos jogos dele, mas assisti a todos no isolamento seguro do carro. Eu estacionava o carro de maneira meticulosamente cautelosa: perto o suficiente para ver o jogo, mas camuflada o bastante para que as outras crianças ou os pais delas não pudessem me ver. Eu queria estar lá fora, nas arquibancadas, atrás da placa do time local, mas não podia arriscar envergonhar Chip ou sofrer a humilhação e a rejeição que eu sabia que seria iminente se eu abrisse sequer uma brecha da porta do carro. Eu ficava o mais confortável possível e assistia ao jogo com o meu estoque de pizza, refrigerantes e biscoitos para me fazer companhia."

– Eu tentei me libertar do estado de inexistência centenas de vezes. Fui a dezenas de médicos. – Exercícios, querida. Basta se esforçar para sair da mesa três vezes ao dia – eles diziam. Frequentei uma organização de perda de peso onde uma senhora tinha de usar orelhas de porco durante a reunião porque ela tinha sido "má" naquela semana e engordado um quilo. Outra organização aplaudia se você tivesse ido "bem" e ficava um silêncio desconfortável para todos aqueles que não perdiam peso naquela semana. Nunca voltei a nenhum dos dois grupos. Tentei frequentar muitos outros grupos também, mas as mensagens que eu recebia eram as mesmas: "Você é fraca, indisciplinada, preguiçosa... você tem o caráter maculado e a integridade questionável... você não é muito brilhante... não pode confiar em si mesma... aqui estão as regras. Confie em nós. Sabemos o que é melhor para você. Não deixe de seguir essas orientações". Tentei e falhei tantas vezes que me senti fragilizada e cansada de lutar, e só queria que tudo acabasse.

"Em uma manhã, enquanto eu estava sentada na minha cadeira, 'Donahue' começou. Três convidados falavam sobre questões relacionadas ao peso e fiquei intrigada. Durante esse programa, na parte mais fria do meu entorpecimento, senti um certo aquecimento. Geneen falou em um dialeto que meu coração conhecia bem. Eu estava profundamente comovida que alguém tivesse entendido onde eu estava... E estava falando a respeito na TV aberta, com compaixão e eloquência."

– Após o programa, liguei para as livrarias da cidade e encontrei uma cópia de *Breaking free*. Eu li e chorei, li e chorei mais um pouco. Liguei para o escritório de Geneen e, duas semanas depois, saí de Vancouver em um ônibus para São Francisco.

"Um dos conceitos mais pungentes que eu pude vivenciar na oficina foi o de que não há fracasso, não há certo nem errado nesse processo. Eu olhava para os meus conflitos com os alimentos de uma maneira rígida e linear, quando, na verdade, eles eram mais parecidos com uma espiral. Como saltar de um avião, puxar o cabo do paraquedas, descobrir que não há nenhum paraquedas e aí descobrir que não há chão. É um processo de aprofundamento, e eu percebi que queria estar acordada e viva para tudo isso. Decidi substituir o julgamento pela consciência, sempre que possível. Em vez de dizer 'você estragou tudo, sua estúpida... você nunca vai conseguir', eu dizia a mim mesma 'tudo bem, você está comendo quando não está com fome, o que está acontecendo?'".

– No passado, sempre que algo doía muito, eu arrumava minhas malas e fugia de mim mesma, porque estava com medo de que, se eu vivenciasse o medo, ele me comeria viva. Me comprometi a me enfrentar, deixar o medo ou a mágoa me banhar.

"Três anos e meio depois, ainda estou no processo de libertação. Esta viagem me levou a alguns lugares de tirar o fôlego e vivo com consciência por muito mais tempo do que jamais sonhei que conseguiria."

– Emagreci 125 quilos. Na última primavera, comprei meu primeiro par de jeans, camisetas, moletons, tênis e blusas. Trabalho em um lugar onde me sinto satisfeita com as pessoas que estão se tornando minhas amigas. Agora, eu estaciono o carro e caminho na mata exuberante ao longo do rio Cowichan. Saio do carro e vou até as arquibancadas. Sou a mãe da equipe de beisebol de Chip e secretária da Associação de Beisebol. Agora, amo roupas coloridas e extravagantes, e montanhas-russas. Também houve momentos difíceis. Algumas coisas vieram à tona, e eu precisei de ajuda para lidar com elas, e comecei a terapia. A realidade é que, em algumas semanas, a terapia é dolorosa. Estou descobrindo cada vez mais que, se conseguir relaxar e diminuir minha resistência em vez de fugir dela, a dor muda de cor e de intensidade, e eu não preciso comer para torná-la suportável.

Recentemente, passei um dia com Karen. Eu queria saber o que fez a diferença. Queria saber por que, depois de 37 anos de tentativas de emagrecer e de se sentir um fracasso, ela foi a uma oficina de dois dias e passou os três anos e meio seguintes praticando o que aprendeu lá. Queria saber por quê, com 190 quilos, ela não se deixou vencer pelo medo durante o primeiro mês em que comia o que queria, quando viu que estava engordando e não emagrecendo.

– Eu acordava todas as manhãs com dores no peito. Não conseguia andar mais da metade de um quarteirão sem ficar sem ar e precisar voltar. Eu não queria me matar, mas queria que alguém me levasse em silêncio. Quando vi você na TV, foi como se eu tivesse percebido que tinha sido exilada da minha terra e que alguém falava o meu idioma, me dizia que eu poderia voltar para casa. Quando li o seu livro, chorei pela primeira vez em 20 anos. Eu estava morrendo, Geneen. Não havia outra escolha para mim – disse ela.

Minha amiga Maria, que também trabalha com comedores compulsivos ensinando a eles a legalizar a comida e parar de fazer dietas, diz que Karen deve ter tido um núcleo de força do ego que permitiu a ela seguir o que aprendeu na oficina de fim de semana. Ela diz que Karen deve ter tido uma pessoa que a amava como uma filha, talvez uma babá. Alguém que ensinou a ela que ela era adorável, alguém que deu a ela a força e a determinação para cuidar de si mesma. Perguntei a Karen sobre isso. Ela disse que não foi um amor antigo, mas não ter escolha. Foi saber que ela estava morrendo.

O primeiro passo na mudança de um comedor compulsivo é reconhecer o desespero, perceber que as escolhas que fazemos diariamente são de vida ou de morte, e fazer a escolha de viver.

Nós nos tornamos compulsivos pela comida porque temos algo a esconder. Algo que acreditamos que é pior do que ser gordo ou comer compulsivamente. O processo de libertação da compulsão alimentar nos mantém constantes em relação à comida para que possamos descobrir o que estamos escondendo. Mas, até acreditarmos que a compulsão alimentar significa alguma coisa, até pararmos de considerá-la uma obsessão aceitável que pode ser corrigida com força de vontade, um shake de proteína ou o corte do bisturi de um cirurgião, até percebemos que a compulsão é o gesso, não o ferimento, até percebemos que estamos morrendo, não teremos as informações necessárias para decidir viver.

Os alcoólatras e dependentes de drogas perdem a vida para os vícios de maneira visível: eles batem seus carros, deixam rastros de agulhas em seus braços. Os comedores compulsivos não sabem como reconhecer o limite, porque suas vidas, geralmente, são confusas. Eles pegam os filhos na escola depois de comer compulsivamente durante todo o dia, vão trabalhar depois de vomitar três vezes pela manhã, cuidam dos amigos, cônjuges, pessoas que necessitam deles. O discurso deles não é arrastado, a coordenação motora deles não é prejudicada, eles são confiáveis, sábios, sensíveis. Os alcoólatras saem de cena fazendo um estrondo, aqueles que chegam ao fundo do poço e têm a sorte de saber disso têm uma chance de se recuperar. Os comedores compulsivos se afogam quando ninguém está olhando, porque não querem incomodar ninguém.

Ontem conversei com uma mulher chamada Rachel ao telefone. Ela seguiu as orientações alimentares durante dois anos e, embora esteja contente por não ter engordado, ela quer emagrecer. Perguntei a ela se o que disse era verdade, que ela segue as orientações.

– Você só come quando está com fome e não para até se sentir satisfeita?

– Não – ela disse.

– Por que não?

– Tenho medo do que pode acontecer se eu emagrecer. Quem sabe como meus relacionamentos ou o meu trabalho mudariam? Já estive em tantos tipos de programas de perda de peso e, sempre que eles ficam difíceis, não quero me esforçar. Aí começo a achar que o programa não funciona, então vou para o próximo.

Uma alcoólatra que bate o carro e é presa por dirigir embriagada não tem o luxo de tentar o próximo programa. O vício dela a encurrala em um canto, onde as obrigações judiciais e os relacionamentos rompidos a acompanham como um rastro de sangue seco, até que ela tenha de fazer algo a respeito ou morrerá.

Os comedores compulsivos não têm a urgência aparente que os provoque ou inspire. Não escolhem entre a vida e a morte, mas escolhem entre comer sorvete e beber um *shake* de proteína. Ou assim é o que parece.

E, embora as consequências de estar dez ou 30 quilos acima do peso não sejam as mesmas de dirigir embriagado, os comedores compulsivos morrem um pouco sempre que comem compulsivamente. A escolha é exatamente a mesma para todos nós (alcoólatras, viciados em drogas, fumantes, comedores compulsivos): quero viver enquanto estou vivo e abraçar o que me sustenta ou quero morrer enquanto estou vivo e abraçar o que me destrói? Se eu escolher a vida, o que eu preciso curar? Quais são os meus segredos? Quais pedaços de mim não estive disposto a reconhecer? Quais imagens, quais pesadelos, quais palavras tenho mais medo de falar?

O pai de Karen sofreu um colapso nervoso quando ela tinha 12 anos. A mãe dela o internou em um hospital psiquiátrico. Um dia ela voltou da escola e ele tinha ido embora. Sem cartas, sem telefonemas. Karen nunca mais o viu. Ela começou a comer em excesso.

– Quando eu estava sozinha, a comida era a minha melhor amiga. Quando perdi meu pai, a comida me consolou. Quando estava com raiva, a comida me acalmava. Minha mãe trabalhava das 16 horas à meia-noite e, quando eu chegava em uma casa vazia depois da escola, ela me ligava do trabalho e me dizia o que havia na geladeira. Não havia nada que doesse tanto que não pudesse ser destruído com a comida. Eu consegui sobreviver aos 24 anos seguintes da minha vida no piloto automático. Fui para a universidade, me casei, tive filhos, mas vivi muito pouco.

Ela se casou com um homem que era 21 anos mais velho. – Eu me casei com meu pai – ela diz. De fato. Ela era uma criança de 12 anos de idade que sofria por não viver com o pai. Ela era uma menina de 12 anos que aprendeu que os próprios sentimentos eram intensos demais para o mundo no qual vivia. A mãe dela, seus tios Emily e Bernie nunca perguntaram como ela se sentia quanto à ausência do pai, nunca abriram espaço para a tristeza ou a solidão, e assim ela enterrou os sentimentos em 190 quilos de carne.

Quando me encontra no aeroporto, Karen veste um lenço estampado a tiracolo, jeans e um cinto vermelho e largo. O cabelo dela está preso em um rabo de cavalo. Ela parece ter 15 anos, e eu digo isso a ela.

– Eu tenho 15 anos de idade. Quando comecei a emagrecer, voltei a ter 12 anos, porque essa é a idade em que comecei a engordar e a me enterrar no subterrâneo. Mas tenho progredido nos últimos anos – diz ela enquanto sorri. – Em breve, terei 16 anos e estarei pronta para namorar.

Karen observa tudo: os sons, os cheiros, as texturas. E ela ri muito, um riso alto e selvagem. Me pego desejando poder ver o mundo como ela o vê, com a mente de uma iniciante. Ela alterna entre uma alegria irreprimível e inconsciente e a fala solene, embora constante, sobre as descobertas dolorosas que fez em sua vida. Em um determinado momento, ela diz:

– Geneen, ponha suas mãos aqui. Tenho de mostrar uma coisa a você. – Ela pega as minhas mãos e as coloca nos quadris dela. – Eu tenho ossos do quadril. Eu realmente tenho ossos do quadril. Dá para acreditar nisso?

Mais tarde, ela me diz:

– Eu tinha 20 anos e nunca tinha tido um encontro. Eu dava aulas em uma escola batista e, um dia, um garoto na minha turma estava lendo o jornal durante uma prova de inglês. Tirei o jornal dele e o li eu mesma. As pessoas colocavam anúncios pessoais lá, procuravam namorados e todos os tipos de coisas exóticas. Minha amiga me desafiou a colocar meu próprio anúncio lá e eu aceitei o desafio. Recebi 40 respostas e uma delas parecia ser de um cara legal. Trocamos correspondência durante seis meses e começamos a conversar pelo telefone. Um dia, ele me perguntou se eu me casaria com ele.

– Sem conhecer você? – perguntei.

– Sem me conhecer – ela respondeu. – E eu respondi que sim, sem conhecê-lo pessoalmente. Eu disse a ele que pesava 172 quilos, mas ele não parecia se importar. Ele voou para Indianápolis na noite de sexta-feira, fizemos os exames de sangue na segunda-feira e na terça-feira já estávamos casados. Na quarta-feira, fomos para Vancouver nos mudamos para a casa da mãe dele.

Eu engulo em seco, horrorizada com a ideia de concordar em me casar com alguém que nunca conheci. *E me mudar para a casa da mãe dele.*

Karen ri. – Incrível, não? Mas eu precisava de um caminho para sair da minha vida seca e horrível, e Dan ofereceu isso a mim. O problema era que não havia amor entre nós, e ainda não há. Dan fica bem, contanto que eu o deixe em paz. Quando eu pesava 190 quilos, ter um marido que não bebesse ou me espancasse era o suficiente para mim, mas isso não é mais o suficiente. Não sou tocada há dez anos. Quero viver uma vida cheia de amor, mesmo que isso signifique viver sozinha. É muito doloroso.

– Perder peso traz um tipo diferente de dor, não é?

Ela concorda com a cabeça. – Quando eu pesava 190 quilos, estava morrendo da dor do entorpecimento. Agora estou vivendo. É a diferença entre comer os meus sentimentos e senti-los.

– Você voltaria ao que era antes?

– Você está brincando? Meu médico me disse, há alguns meses, que eu era bipolar. Ele disse que eu sentia com muita intensidade e alternava da tristeza à alegria com muita facilidade, e me receitou medicamentos. Fui para casa e pensei sobre o que ele disse e fiquei com muita raiva. Voltei nele e disse: "Olha, passei 37 anos da minha vida comendo para compensar meus sentimentos e agora que não estou usando a comida, faz todo o sentido que todos esses sentimentos estejam emergindo, mas eu estou feliz que isso esteja acontecendo. E, se você não consegue lidar com eles, encontrarei um médico que consiga".

Estamos sentadas uma diante da outra na sala, em um par de sofás brancos. – Não foi só o casamento sem amor, foi a minha infância sem amor. Minha mãe era má e mandona. A ideia dela de uma tarde de domingo era catar os fiapos das cortinas. Eu a odiava por ter afastado meu pai, mas, recentemente, cheguei à conclusão de que ele me abandonou. Ele saiu do hospital psiquiátrico depois de seis meses e nunca me ligou, nunca tentou me ver. E só agora me permito sentir a tristeza e a raiva desses anos – diz Karen.

A compulsão alimentar é o gesso, não a ferida. Perder gordura faz você enfrentar as feridas que o criaram.

Mas não é a ferida que molda as nossas vidas, é a escolha que fazemos, enquanto adultos, entre aceitar as nossas feridas e lutar contra elas.

O segundo passo na mudança de um comedor compulsivo é aprender a ser infinitamente cauteloso com cada parte que detesta, incluindo a gordura. Esse passo é um trabalho para a vida inteira.

Quando Karen Russell chegou à oficina, ela disse:

– Foi a primeira vez na minha vida que alguém me disse que eu não era má, que eu não era inútil, que eu merecia bondade e compaixão. Cresci acreditando em um Deus furioso, um Deus que castiga, um Deus que nunca está satisfeito, para quem só a perfeição é suficiente. Eu fui de uma mãe furiosa para um Deus furioso até ficar com raiva de mim mesma. As dietas eram uma extensão do Deus furioso: eu nunca poderia ser boa o suficiente. Eu sempre me rebelava e me sentia horrível quanto a mim mesma. Na oficina, percebi que eu não era má e que a sinceridade, e não a punição, era o caminho para os meus problemas com a comida. O punho no meio do meu peito se abriu pela primeira vez na minha vida.

A diferença entre Karen Russell e centenas de milhares de pessoas que batalham com seu peso ou qualquer outro vício é que Karen começou a, como ela diz, "se sentar consigo própria" quando comia de forma compulsiva, em vez de se voltar contra si mesma. Ela começou a usar o excesso de comida como uma forma de ter acesso aos seus sentimentos, em vez de usá-los como prova de que não valia nada e de que nunca fazia nada certo. Era como se ela tivesse sido uma estranha na sua própria vida, sentada em um julgamento impiedoso de si mesma e, agora, ela iria se permitir entrar em seu próprio coração. É a diferença entre bater em uma criança que está sofrendo e a consolá-la.

A maioria das pessoas bate porque apanhou e não sabe como agir de outra forma. Elas acham que serem carinhosas consigo mesmas, usar a dor como um guia, é autocomplacente e não pode levar à mudança.

A maioria das pessoas tem raiva da própria alimentação. Elas odeiam a si mesmas. Estão cansadas de passar tanto tempo pensando na sua obsessão pela comida. Elas querem acabar com isso, mas a impaciência em romper com o sofrimento termina por prolongá-lo. O ódio não cura ninguém, nunca.

Karen me mostra o excesso de pele pendurado sob o queixo e os braços. – Meu terapeuta me indicou um cirurgião plástico. Ele quer que eu faça uma abdominoplastia, corte o excesso de pele da parte inferior das costelas até a região pubiana, de lado a lado. Ele teria de me fazer um novo umbigo. Em seguida, uma cirurgia para redução das mamas... braços... e coxas. Não sei como me sinto sobre isso. Tenho gostado de ossos e excesso de pele ultimamente. Gosto dos meus ossos. Eles são grandes e fortes, sólidos e imóveis. Meu excesso de pele faz parte de mim também. É a minha cicatriz da batalha. Eu não quero cortá-la ainda, tenho um carinho enorme por ela – diz

Recebi esta carta da Karen na semana passada:

"Algumas semanas atrás, alguém que amo passou os dedos levemente nos meus cabelos e beijou minha testa. Foi uma sensação agridoce, porque me inundou de espanto e, ao mesmo tempo, porque a falta de amor na minha vida me encarou com neon fluorescente. Apesar do que eu passei no meu processo com a comida, acabei indo ao supermercado depois do trabalho. Passei 45 minutos andando de um lado para o outro pelos corredores. Parei na seção de pães e peguei alguns croissants, os segurei com ternura, senti o aroma suave do fermento. Lágrimas rolaram dos meus olhos e eu os coloquei delicadamente de volta na prateleira. Em seguida, fui para a seção de cereais: granola preparada da Quaker. Balancei a caixa e ela respondeu com um baque surdo. Mais uma vez, as lágrimas surgiram e eu coloquei a comida de volta. Depois me vi abraçando (sim, realmente abraçando) um frasco grande de maionese temperada. Senti o frasco frio e vítreo e percebi que nada nessa loja poderia me satisfazer. Eu ansiava por algo que não podia ser comprado lá nem em nenhum outro lugar. Saí da loja sem nada. E com tudo: meu senso de individualidade estava intacto.

"Trevor é um garoto de 14 anos de idade. Eu o conheci nas inscrições para o beisebol, no mês passado. Ele ficou diante de mim, um garoto grande e desajeitado, cutucando nervosamente a aba de um boné velho. – Eu... Eu... Eu só quero jogar bola – gaguejou ele. E me contou que, quando era um garotinho, um arremesso forte e descontrolado o atingiu no rosto e desde aquele dia ele não conseguiu mais jogar bola. Mas agora, em uma idade em que muitos garotos desistem, Trevor estava pronto para começar.

– Eu me sinto como Trevor, à beira de uma nova temporada de beisebol, começando a jogar aos 14, quando a maioria dos meninos joga desde os seis. Onde eu nervosamente cutuque a aba de um boné velho e diga: 'Ei! Quero tanto que já consigo sentir o gosto. Posso jogar?'. Parece que as listas das equipes já foram formadas e talvez não haja espaço para uma pessoa de 42 anos de idade chegar tão atrasada.

"Mas eu estou VIVA e sinto tudo com muita intensidade. Caminho na mata e sinto uma sensação silenciosa de estupefação. Enquanto dirigia na chuva morna da primavera algumas semanas atrás, fiquei fascinada por um arco-íris duplo. No mês passado, fiz uma trilha árdua. Quando desci a encosta da montanha, uma inglesa idosa veio ao meu encontro e me convidou para visitar a sua casa, porque havia algo que ela queria me mostrar. Enquanto entrávamos na estufa, o cheiro de mais de 150 orquídeas em diferentes estágios de crescimento e floração se misturaram até o ponto de intoxicação. Carmim, brancas cremosas, roxas escandalosas da Guatemala e da Costa Rica. Na semana passada, no trabalho, olhei pela janela e vi alguns carvalhos nus cobertos com gotas de chuva. Eu sabia que eram apenas gotas de chuva em uma árvore nua, mas para mim eram diamantes."

– Eu gostaria de poder dizer que ser do tamanho 48 é maravilhoso, mas descobri que estar acordada e viva é um pacote completo. Não posso simplesmente atravessar os limites e pegar somente a parte boa. De um lado estão a admiração, o respeito, o entusiasmo e o riso e, do outro lado, as lágrimas, a decepção, a tristeza dolorosa. A realização integral está a caminho, porque estou disposta a explorar TODOS os sentimentos.

"Assim... 123 quilos depois, a minha vida é uma mistura de dor e felicidade. Dói muito ultimamente, mas é real. É a minha vida sendo vivida por mim e não indiretamente, através de uma novela, como era antes. Não sei onde tudo isso está me levando, mas de uma coisa sei com certeza: eu definitivamente estou indo para lá."

Sim para o processo em vez da meta. Sim para o espanto, sim para a tristeza.

Sim. Sim.

capítulo 9

Quando amor é amor

Domingo de manhã em Santa Bárbara, dez anos atrás. Estou sentada com minha amiga Jil, a qual não encontro há três anos. A mesa está posta, com baguetes integrais e salmão defumado, *cream cheese* com cebolinha. Nas canecas de porcelana há suco de laranja fresco. Nós conversamos sobre conseguir o que se espera de um relacionamento. Jil diz que eu deveria fazer uma lista de qualidades que desejo em um homem, que, se eu não tiver definido o que quero, não posso esperar encontrar o que desejo.

Ela passa o *cream cheese* na sua segunda baguete.

– Eles bem que poderiam ter colocado mais cebolinha – disse ela, enquanto se virava para mim. – Você parece pensativa. No que está pensando?

– No Sheldon – respondi. – Não penso nele há um bom tempo. E no meu pai. Ele não pode vir ao funeral, teve um dia cheio no escritório, disse que "essas coisas acontecem". Com a morte de Sheldon, senti que meus ossos ardiam e, quando meu pai disse que não poderia ir por que teria um dia cheio no escritório, senti pena dele e disse que compreendia.

– As mulheres recebem uma migalha dos pais, por isso, quando recebem duas migalhas de um homem, elas as aceitam – disse Jil.

Nick era meu namorado na época em que encontrei Jil. Inteligente, generosa, se casou com Nick. A esposa sabia a meu respeito e sobre a amante anterior dele. Ela tolerava as traições porque não gostava de sexo e dessa forma ela conseguia evitá-lo. Na semana anterior ao meu encontro com Jil, eu e Nick brigamos quando ele estava saindo para buscar a filha na escola. Eu estava irritada porque nossos encontros estavam esmagados entre o trabalho dele no escritório e as aulas de balé da filha. Quando ele entrou pela porta, me beijou apaixonadamente e disse quanto eu era bonita. Então fomos para o quarto e fizemos amor. Aí o nosso tempo acabou. Eu gritei: "Eu sou a sobremesa, o chocolate da sua vida. Você me procura pela doçura, mas a sua refeição principal é sua esposa, sua família. Eu quero ser a refeição principal de alguém".

Uma semana depois, quando as participantes do meu grupo Breaking Free trouxeram suas comidas preferidas para o encontro, todas elas, as 20, trouxeram chocolate, de vários estilos. Biscoitos, balas, sorvetes. Depois de cada uma descrever a comida que trouxe e por que ela era sua favorita, como ela se sentia depois de comê-la, a conclusão foi que, mesmo que todas amem a primeira mordida, o chocolate era um extra. Isso não as sustentava. "Como você se sente ao comer isso?", eu perguntei. "Sempre enjoada e vazia", uma mulher respondeu.

Muitas mulheres disseram que associavam comer doces aos pais, à forma como eles as tratavam. Por trás das noites recheadas de licor de cereja, havia o desejo louco por purê de batatas, arroz e legumes, bolos integrais. Os doces não as satisfaziam, elas precisavam de algo mais substancial.

A compulsão não surge do nada, ela começa em um relacionamento. A compulsão é aquilo ao que recorremos quando sentimos que não importamos para as pessoas que nos importavam.

Quando eu estava no segundo grau, olhava para as garotas magras que tinham espinhas ou o cabelo cacheado e pensava: "Se eu tivesse seu corpo ou se você tivesse a minha pele e cabelo liso, ao menos uma de nós seria bonita". Eu pensava que a única coisa errada em mim era ser gorda e que, se por algum milagre (pelo qual eu rezava todos os dias) acordasse magra, eu seria deslumbrante e feliz pelo resto da vida. Quando os relacionamentos não davam certo, eu os ignorava e culpava a má sorte ou o fato de ser gorda e que ninguém que valesse a pena me desejaria.

Eu não percebi, até dois anos antes de conhecer Matt, que, assim como eu comia compulsivamente por bons motivos, também escolhia parceiros errados por bons motivos. A minha maneira de comer e de amar tinham a mesma origem: o modelo de amor que absorvi dos meus pais e a autoimagem que criei com base naquele amor.

Durante 17 anos eu comi compulsivamente. Durante 21 anos me envolvi em relacionamentos que me davam a mesma sensação de comer compulsivamente: sempre enjoada e vazia. Eu não tinha a menor ideia de como cuidar de mim mesma, fosse com comida ou com pessoas. Adoecer de tanto comer chocolate não era diferente de escolher parceiros para quem eu nunca seria mais do que o recheio do bolo de suas vidas.

Eu não sabia que comer uma refeição era um gesto de amor e que ele daria o combustível necessário para que o meu corpo pudesse pensar claramente, de maneira fluida. Eu achava que era uma travessura e, portanto, excitante comer *donuts* cobertos de açúcar no café da manhã. Eu não sabia que escolher um parceiro generoso e disponível era um gesto de amor. E achava que era uma travessura e também excitante escolher parceiros com quem eu teria de viver à margem da minha vida, equilibrando tragédias com paixão. Amores com os quais eu não podia descansar.

Eu comia para afastar os meus sentimentos. Comia para desaparecer. Eu não achava que valia alguma coisa. E, se eu não sabia, certamente não escolheria parceiros que sabiam.

Os braços e pernas de Mike Goldman pareciam longos demais para sua estrutura de 1,90 metro. Ele não sabia onde colocá-los, o que fazer com eles. Mas sua boca era macia e generosa, e eu gostei dele de imediato. Eu o conheci no segundo dia da orientação para calouros e, três semanas depois, estava enlouquecida de paixão. Mike tinha se formado na faculdade de Tulane, tinha um carro, um apartamento e bom humor. Porém ele tinha um grande e imperdoável defeito: ele me amava, se interessava por mim, me respeitava, queria o melhor para mim, e eu não conseguia aguentar isso. Eu tirava sarro dele, não gostava da caspa que cobria suas camisas, o achava ridículo quando cortava o cabelo. Após namorarmos por sete meses, ele me pediu em casamento. Eu menti e disse que iria pensar a respeito, mas eu já sabia a resposta. Qualquer pessoa que fosse idiota o suficiente para me amar, qualquer pessoa por quem eu não precisasse rastejar e que não partisse meu coração não era alguém com quem eu quisesse me casar. A resposta foi não.

Dois anos depois de terminar com ele, um amigo me contou que Mike ia se casar. O casamento seria em uma igreja em New Haven, Connecticut. Eu estava visitando meus pais em Nova York naquela época. Liguei para mãe de Mike e fingi ser Lillian Gillman, da turma dele em Tulane. Disse que estava na cidade e sabia que ele ia se casar e, embora não tivesse sido convidada para a recepção, gostaria de ir à cerimônia, apenas para me sentar no fundo da igreja e sorrir, desejar em silêncio meus bons votos. Ela disse que sim e me deu o endereço da igreja.

Eu tinha um plano. Eu teria Mike de volta. Ele me amou uma vez e eu tinha certeza de que poderia voltar a me amar novamente. Eu pegaria um trem para New Haven, usaria um grande chapéu e óculos pretos, sentaria no fundo da igreja até conseguir um vislumbre de Mike. Eu andaria letamente em sua direção e me revelaria. Embora surpreso, ele ficaria emocionado em me ver. Eu declararia minha idiotice e meu eterno amor e então, como Katherine Ross e Dustin Hoffman em *A primeira noite de um homem*, eu e Mike sairíamos correndo da igreja, ofegantes e dando risada, felizes de renovarmos nosso amor antes de o perdermos para sempre.

Enquanto eu me arrumava para esse encontro, Jace, minha colega de quarto da época da faculdade, me visitou de surpresa.

– Aonde você vai vestida desse jeito? E o que é essa coisa na sua cabeça? – perguntou ela. Eu pensei em mentir, mas ela era a minha melhor amiga e decidi contar com o apoio dela.

– Mike vai se casar hoje e eu irei ao casamento.

– Você vai fazer o quê?

– Vou ao casamento de Mike Goldman. Percebi que cometi um grande erro e vou reconquistá-lo. Essa é a minha última chance.

– Você não vai a lugar nenhum, Gene, nem que eu tenha de amarrar as suas mãos e pernas. Você nunca o amou e continua não o amando. A única razão de querê-lo agora é porque não pode tê-lo. Tire esse chapéu e vamos ao cinema.

Jace estava errada quanto a Mike e eu. A presença dele mexeu comigo, me estimulou, me reconfortou. Eu o achei carinhoso e interessado, apaixonado e respeitoso. Meu problema não era Mike. Meu problema era que eu não equiparava esses sentimentos com o amor. O amor é tenso, imprevisível e urgente. O amor era a sensação de que ele estava escapando e eu deveria fazer algo antes que fosse tarde demais. O amor dependia de mim.

Durante os primeiros 20 minutos em que estive com Matt, eu sabia que queria passar o resto da minha vida com ele. Quando vi Jace no dia seguinte, disse a ela que estava muito apaixonada, que havia encontrado o homem com quem passaria o resto da minha vida.

– Falei com você há três dias e você não me falou nada sobre amor. Há quanto tempo você o conhece?

– Vinte e quatro horas – eu respondi. Ela revirou os olhos.

Desde os meus 18 anos Jace acompanha todos os relacionamentos que eu tive. Ela era a única pessoa com quem eu conversava sobre meu relacionamento com Nick, o homem casado. Aquela história e a minha dor por estar com ele foram reveladas quando a visitei em New Orleans em um fim de semana. Enquanto comíamos ostras em Casamento, eu contei a ela que havia me aproximado de um rapaz de quem gostava. Durante nosso passeio no parque da cidade, revelei que ele era casado. Enquanto dobrava as calças de algodão na lavanderia, disse que fizemos amor uma vez. Antes de irmos dormir na segunda noite, contei a ela que nós conversávamos todos os dias.

Então ela disse:

– Eu quero saber toda a verdade e quero que você me conte agora. Não vou julgar você por nada. Só me diga o que está acontecendo.

– Você o conhece há 24 horas e já está apaixonada assim? Que saudável, Gene, muito saudável – foi o que ela disse sobre Matt.

– Este rapaz é diferente – eu respondi com um sorriso.

E ele era.

As minhas fantasias românticas sobre conhecer “o cara” e me casar em uma cerimônia à meia-noite, com dez mil velas boiando em um lago, voltaram a aflorar. Vou usar o vestido branco com brocados e fendas nas laterais, aquele que vi na vitrine da I. Magnin no Natal. Eu estarei arrasadora, como uma Cher menor e mais larga. Nós vamos escrever nossos votos, nós vamos olhar no fundo dos olhos um do outro.

Anos de convicções políticas sobre a banalidade dos processos legais e sobre o casamento ser um enlace heterossexual que excluía injustamente minhas amigas lésbicas desapareceram como um lampejo de luz no pôr do sol. Eu queria me casar com Matt e, como todas as garotas que cresceram em Hayley Mills, eu queria que Matt fizesse o pedido.

Depois de passar nove meses escrevendo listas de convidados na minha cabeça e meu pai ligar para perguntar “E aí?”, e minha mãe me ligar e dizer “Eu prometi que não perguntaria isso, mas quando você vai se casar?”, e a mãe do Matt me ligar e dizer “Não sou uma sogra intrometida, mas preciso saber: quando será o grande dia?”, e meus amigos dizerem “É sério?”

(o que significava "Quando você vai se casar?"), e após um final de semana especialmente delicioso, e depois de esperar por um período que eu considerava humanamente justo, e depois de lembrar a mim mesma que eu era uma mulher livre e que não precisava esperar que o homem tomasse uma atitude, decidi que eu mesma pediria Matt em casamento.

Ele estava sentado na minha frente, em uma cadeira de veludo marrom com estampas de raios de sol.

– Tenho uma pergunta para você. – O coração dispara, o estômago fica embrulhado.

– Sim?

– Você quer se casar comigo? – Que idiota, pensei comigo mesma, ao menos você poderia ter tocado no assunto aos poucos, com um beijo ou algo assim.

– Nós estamos realmente muito apaixonados, não estamos?

Esta pergunta é uma pegadinha? – Sim... – eu disse, hesitante, enquanto esperava a bomba explodir.

– Eu realmente quero me casar com você... – A voz dele atravessou a porta dos fundos e seguiu pela floresta.

Comecei a transpirar, o suor escorria pelo meu corpo. Continuo a esperar.

– ... Mas não estou preparado para me casar.

O amor se transforma em medo, o medo reforçado vira raiva, a raiva se transforma em constrangimento. Pedi ele em casamento e ele não quis. Esperei a minha vida toda para encontrar alguém que amasse o bastante para me casar e agora o babaca não quer se casar comigo. Eu queria me levantar e sair. Não quero mais nem olhar para ele. Os seus olhos são pequenos, o cabelo se parece com Bombril, o pescoço é muito grande.

– Eu simplesmente não estou preparado para fazer uma declaração pública como essa. Não em tão pouco tempo depois da morte de Lou Ann. – Ele olha para mim, percebe que cada parte do meu corpo deixou o cômodo, exceto o meu corpo, e começa a falar muito rápido. – Isso não tem nada a ver com você Geneenie, não tem mesmo. Eu amo você, não seria mais feliz com ninguém, somos tão perfeitos um para o outro, apenas é algo que sinto dentro de mim, é muito cedo, não posso fazer isso, não seria justo com você nem comigo. Quando me comprometo dessa maneira, quero gritar para o mundo, me entregar por inteiro, quero ficar empolgado de casar com você. E eu ficarei, só preciso de mais tempo.

Foda-se você, foda-se Lou Ann, foda-se esse relacionamento. Essas não são coisas educadas ou empáticas para se dizer em voz alta, então não direi.

Mas estou furiosa e ofendida. Me coloquei em uma posição vulnerável, o pedi em casamento, pelo amor de Deus, e ele me rejeitou.

– Fale comigo, Geneen.

Não há nada para dizer.

Cinco minutos atrás eu o amava tanto que o pedi em casamento e agora não consigo acreditar. Tenho de ficar no mesmo cômodo que esse idiota.

– Geneen? Não me obrigue a adivinhar seus pensamentos. Eu sei que você deve estar magoada, mas me diga o que está pensando. Você acha que eu não a amo e que é por isso que não quero me casar com você agora?

Concordo com a cabeça, conto até três e atiro as palavras da minha garganta.

– Estamos juntos há nove meses, durante os quais você me disse que quer passar o resto da sua vida comigo, você me disse quanto está apaixonado por mim, mas, agora que eu peço você em casamento, para tornar público o nosso compromisso, me diz que não está preparado. Sinto-me como uma mulher que acaba de saber que seu marido está tendo um caso. Todo esse tempo eu achei que você estava presente e envolvido comigo, e você me diz que uma parte de você nunca esteve e ainda não está preparado para estar comigo por inteiro.

Ele respondeu, aí eu fiz uma cara feia e respondi a ele, então ele me respondeu, e respondi a ele.

Horas mais tarde, depois de muitas lágrimas, um passeio na floresta e um bolo de carne, Matt disse:

– Eu amo você, eu quero ficar com você e ainda não estou presente por inteiro. Preciso esperar três anos da morte de Lou Ann antes de falarmos em casamento.

– Eu também amo você e odeio que tenha me recusado, e na próxima vai ser a sua vez de me pedir em casamento.

Depois do nosso aniversário de três anos de namoro, eu me segurava sempre que os olhos dele ficavam nublados e parecia que ele ia dizer algo realmente importante. Eu tinha esperanças, jogava *I Ching*, fazia pedidos a estrelas cadentes. Eu gostava dele, o amava, mas meu desejo era claro: que ele nunca me pedisse em casamento.

Era seguro querer me casar enquanto ele não estivesse preparado. Era familiar ter raiva de algo que eu não podia ter. Era reconfortante ser a pessoa que luta contra o distanciamento, que busca uma intimidade maior. Eu sabia como parecer saudável, eu sabia como fingir ser vulnerável, eu sabia parecer uma adulta, mas não sabia como ser nenhuma dessas coisas. E, até conhecer Matt, eu não sabia que não sabia.

A parte mais difícil não foi conhecer Matt. A parte mais difícil era ficar com ele. A parte mais difícil era ficar em qualquer lugar. Seis meses depois de conhecê-lo, escrevi no meu diário: "Se eu sempre estiver abandonando, não serei abandonada. Não serei a pessoa estável, regular, a pessoa teimosa que espera na mesa de jantar pelo homem que nunca volta para casa, disponível para ser feita de boba. Quando estou parada e quieta, sou um alvo. Quando estou em movimento, ninguém consegue me pegar, bater em mim, me magoar".

Na oitava série, minha amiga Sharon me contou a respeito de um garoto que havia conhecido chamado Larry Klein. Eles namoraram por dois meses, mas ela terminou o relacionamento porque ele era dominador, mesquinho e tinha o nariz torto. Mais tarde, naquele mesmo ano, fui transferida para outra escola e conheci Larry. Sharon havia partido o coração dele, mas ele o recuperou e agora namorava com Laura Boxer. Eu queria Larry. Quando ele pegou mononucleose, eu o visitei todos os dias. Eu subia na cama dele e o beijava, deixava que ele passasse as mãos por baixo da minha blusa. Quando ele se recuperou, havia terminado com Laura, me dado sua pulseira de identificação e me chamou para ir na Feira Mundial com ele nos fins de semana. Eu o tolerei por três meses e depois decidi que ele era dominador, mesquinho e tinha o nariz torto.

Sempre me envolvi com homens que não me queriam ou não podiam ficar comigo. E o relacionamento sempre fazia parecer que eu estava pronta para um compromisso e era frustrada por namorados que não sabiam o que queriam. Enquanto ele fosse o babaca, eu poderia ter o amor fluindo pelas minhas veias. Eu podia fazer um alvoroço, um estardalhaço, e esperar, sabendo o tempo todo que não tinha jeito e que a distância entre nós continuaria a existir. Se um homem estivesse disponível, eu podia contar com a minha obsessão pela comida para evitar a intimidade, porque ela me afastava de mim mesma.

A distância era reconfortante. Durante os dois anos em que Ralph, o meditador, viajava pelo mundo, eu ficava sentada no meu apartamento azul e verde, ouvindo a trilha sonora de *Tootsie* e cantarolando para a imagem do rosto de Ralph e para a ilusão de amor.

Enquanto eu estivesse apaixonada somente pelo potencial de um relacionamento (as imagens, as ilusões), eu não precisaria ficar vulnerável. Era como colocar a minha vida em espera até estar magra. Nada estava valendo até eu estar magra, porque, depois que eu fosse magra, tudo mudaria. Eu vivia superficialmente enquanto esperava cair na real.

Fiquei ressabiada com Matt. Eu me envolvi com um homem que estava envolvido com outra mulher. Uma mulher morta era mulher o bastante para gerar uma distância confortável. Havia algo entre nós, algo que o impedia de estar inteiramente presente, algo contra o qual me revoltar. Algo para me deixar esperançosa, pelo qual lutar, algo para desejar. Sem o luto de Matt por Lou Ann, não havia nada entre nós além do que cada um de nós escolhia que houvesse. Não era mais a ilusão da intimidade, isso era real. E eu estava apavorada.

Uma mulher me procurou depois de perder 30 quilos em uma dieta e engordar 35 depois dela. Ela estava com raiva, pois ser magra não era tudo o que deveria ser. Sem a felicidade do sonho de ser magra quando era gorda, não havia mais nada entre ela e estar inteiramente viva. E ela não gostou disso.

Não é possível continuar magro se você não estiver preparado para abrir mão da ilusão e encarar a si próprio. E não é possível ficar em um relacionamento saudável e enriquecedor se não estiver disposto a parar de se concentrar no que há de errado com a outra pessoa e ser honesto consigo mesmo. Se libertar da compulsão alimentar e se envolver em um relacionamento de apoio mútuo exige o mesmo: estar disposto a parar de se defender da dor.

Estar em um relacionamento é doloroso, mas é uma dor real. Não é a dor de querer alguém que não quer você, nem a dor de tentar consertar a vida de alguém para que ele – ou você – enxergue a verdade. Se libertar da compulsão alimentar também é doloroso, mas não é a dor de subir em uma balança e ver que engordou dois quilos ou de comer algo que não deveria ou desejar ser magro quando se está gordo. A dor de verdade surge quando você remove o que está no caminho entre você e estar acordado. É a dor corajosa de amadurecer por si próprio. É a dor negra e suja de reconhecer que você tem 40 anos e ainda tem medo de dizer a verdade para o seu pai. A dor verdadeira é uma dor cabeluda, animal, que vem do seu âmago. É a dor de se livrar do que não é seu para caminhar em direção ao brilho de uma vida que é sua.

A dor da compulsão não é uma dor verdadeira, assim como a dor de estar com um parceiro indisponível ou abusivo. Não quero dizer que você não está magoado, mas sim que essa dor está por cima da dor verdadeira e mais profunda. Há a dor original, dor da perda, da solidão, do sofrimento, do medo. E há a dor que você cria para se distrair da perda, da solidão, do sofrimento, do medo. Há a dor e há a dor que recobre a dor. A cura se trata de abrir a ferida e curá-la de dentro para fora, deixando-a exposta ao vento e ao sol e ao tempo, em vez de colocar curativos por cima de curativos e gritar sempre que a pele grudar na fita adesiva.

A natureza da obsessão é proteger você da verdade. Relacionamentos são um processo de encarar e depois eliminar as camadas que você gerou entre si mesmo e permitir que alguém faça diferença na sua vida.

Eu me lembro do dia em que constatei que, embora minha vida revolvesse em torno da comida, do que eu poderia ou não comer, e embora eu pudesse morrer por um sorvete com calda quente e nada, nada mesmo, fosse tão bom quanto comida, eu não gostava de comida. Eu não olhava para ela, não sentia seu cheiro, não sentia seu gosto, não percebia as suas sutilezas. A comida não era tão importante quanto o propósito para o qual eu a usava. Por coincidência, eu estava comendo, mas o que eu realmente queria era acabar com o tumulto dentro de mim.

Eu usava a comida e usava as pessoas. Eu chamava a parte da comida de compulsão alimentar e a parte das pessoas de amor. Usei ambas com o mesmo objetivo: evitar sentir o medo, a vergonha de ser eu mesma, a falta de esperança em estar viva. Eu não prestava muita atenção nos tipos de comida que comia ou nas pessoas que escolhia. Eu escolhia o chocolate não pelo seu gosto (depois da primeira mordida, parava de sentir o sabor), mas sim por como me sentia ao terminar de comê-lo. Eu escolhia namorados não pelo que eles tinham a me oferecer, mas sim pela dimensão da demanda de reparos que o relacionamento exigia. Meu objetivo ao comer e amar era exatamente o mesmo: eu queria me livrar de mim mesma.

Quando sofria de compulsão alimentar, houve vários momentos em que eu temia que, se não comesse tudo hoje, agora, nesse exato segundo, tudo teria acabado da próxima vez que eu tivesse vontade de comer. O problema não era o pedaço de torta ou a lasanha acabarem, mas eu estar deixando passar uma oportunidade, talvez a última, de preencher a parte de mim que estava sempre faminta, sempre desesperada por alívio. Eu nunca conseguia dizer que tinha comido o suficiente de maneira honesta, porque, embora meu corpo estivesse lotado, eu estava vazia, e convencida de que, em algum lugar da próxima mordida ou pedaço, haveria o suficiente.

Eu ensinei a mim mesma a parar de comer compulsivamente. Eu colocava a comida em sacolas plásticas, um biscoito em uma sacola, um pedaço de queijo em outra. Eu carregava as sacolas comigo. Eu viajava com peras secas e biscoitos de arroz, sanduíches com tofu defumado e alcaçuz vermelho, e repetia para mim mesma sem parar que eu poderia comer sempre que estivesse com fome, que eu não precisava comer tudo naquela hora. Funcionou. A constante reafirmação de que eu não estava perdendo nada ao não comer tudo de uma vez só permitiu que eu me sentisse segura. Aprendi a comer quando estava com fome e a parar quando meu corpo estava saciado. Eu emagreci. A comida não era mais um problema, mas a fome permanecia.

Quando Matt estava prestes a viajar, ele se tornou minha última chance, minha esperança de conseguir alívio. Naquele momento, a urgência não parecia se relacionar a nada além de querer que ele ficasse, da mesma maneira que, ao comer, a urgência não parece se tratar de nada além de desejar comer sem parar. Matt virou a minha comida: o desejo de uma explosão final de um chocolate meio-amargo, o finalzinho do sorvete, minha única chance de me sentir inteira. Pouco antes de Matt sair pela porta, eu estava desesperada para que ele preenchesse algo que não sabia que estava ausente, até que ficasse claro que ele não estaria mais disponível para preenchê-lo. Eu o queria inteiro – agora mesmo – e não podia colocá-lo em sacolas plásticas e guardá-lo para depois.

A essência da compulsão é a crença de que o poder de nos preencher, de nos tornar inteiros, está fora de nós. Se sentirmos que algo ou alguém pode consertar o que está errado, nos tornaremos compulsivos para que isso dure para sempre.

A compulsão não se relaciona necessariamente a uma substância ou a uma atividade. Nós somos compulsivos por conta de como nos sentimos quanto a nós mesmos. Há uma característica na forma como vivemos que é compulsiva ou não compulsiva. Não se trata de comida, bebida, drogas ou trabalho, embora possamos nos envolver com essas coisas de forma compulsiva. A marca de uma compulsão é a incapacidade de saber quando temos o suficiente. De qualquer coisa. Comida, trabalho, amor, sucesso, dinheiro.

A parte mais difícil da compulsão é que quando o comportamento termina, o mesmo não acontece com o vazio.

Eu pensava, acreditava, contava realmente com um relacionamento para me fazer feliz. Eu não sabia que estar em um relacionamento amoroso, respeitoso e de apoio mútuo era o meu último reduto e que, depois de conhecer Matt e não ter mais sonhos para perseguir, eu ficaria cara a cara com as partes fragmentadas e divididas de mim mesma que não tinha coragem de reconhecer.

Suzuki Roshi, um mestre zen, disse que "nada acontece fora de você". Um relacionamento não se trata de encontrar a paz ao estar com outro ser humano. Trata-se de se comprometer a manter contato e não fugir quando o seu parceiro for um espelho da rigidez do seu coração.

Matt não pode me curar, mas se eu estiver disposta a não fugir, a não comer compulsivamente, a não procurar outro namorado, a não me esconder no trabalho, vou descobrir o rosto debaixo do meu rosto. E vou me curar.

A questão não é quando ou se você vai encontrar alguém que ama. Nada mudará quando você encontrar o amor da sua vida, exceto o fato de que terá encontrado o amor da sua vida. O trabalho começa quando a paixão termina. E a questão não é quão maravilhoso será acordar com um corpo quente a seu lado e ter alguém com quem ir ao cinema e celebrar as festas de fim de ano, ir à casa dos seus pais e com quem você pode ser você mesmo. A questão é o que você fará quando as coisas ficarem difíceis. Como confiar em alguém se você nunca aprendeu a confiar em si mesmo? O que significa para alguém que substituiu o amor por comida estar em um relacionamento amoroso? O que precisamos aprender sobre intimidade? O que ser íntimo com uma pessoa nos ensina sobre a nossa conexão com todos os seres vivos?

Se você explorar profundamente uma área da vida, encontrará as respostas para todas as outras. O que você aprende ao se libertar da sua obsessão pela comida é o que você precisa saber sobre a intimidade:

Comprometa-se.
Diga a verdade.
Confie em si mesmo.
A dor acaba, assim como todo o resto.
Ria por qualquer coisa.

Chore por qualquer coisa.

Tenha paciência.

Esteja disposto a ficar vulnerável.

Quando você perceber que está se agarrando a alguma coisa e que isso causa problemas, abra mão.

Esteja disposto a fracassar.

Não deixe o medo impedir você de saltar para o desconhecido ou de se sentar em um silêncio obscuro.

Lembre-se de que tudo pode ser perdido, roubado, arruinado, desgastado ou quebrado; corpos ficam flácidos e têm rugas; todo mundo sofre e todo mundo morre.

Nenhum ato de amor é um desperdício.

As pessoas vêm para as oficinas em busca de um milagre. Elas querem ser magras ontem. Elas estão cansadas de lidar com a obsessão pela comida, cansadas de ter passado boa parte das suas vidas pensando sobre seus corpos, o que podem e o que não podem comer, o que simplesmente comiam que não deveriam ter comido. Elas querem que tudo isso acabe. Elas querem seguir em frente com as suas vidas. Eu digo a elas para esperarem um ano e seguirem o programa Breaking Free, e elas olham para mim como se eu estivesse maluca. Aí as pessoas que seguiram as orientações alimentares por um ano se levantam e falam sobre como é comer quando se tem fome e não usar a comida para substituir o amor, o conforto, a autoexpressão. As pessoas novas querem saber como. Como você teve coragem de fazer isso? O que diferencia você das outras pessoas que tentaram, engordaram e ficaram desestimuladas e entraram em uma dieta de líquidos em vez de continuar?

Elas fizeram um compromisso com o processo e o mantiveram. Elas tinham uma visão do que era possível e a seguiram. Quando elas estavam com medo, não permitiram que o medo as detivesse. Elas acreditavam na própria bondade essencial.

Ontem à noite, sonhei com um homem que morava na Antártida e estudava os americanos nativos lá. Ele tinha uma barba longa e bonita e olhos castanhos. Ele me perguntou onde ficava Cupertino e se ele poderia chegar lá a pé. A casa dele era feita de barro e havia ferramentas penduradas por todas as paredes. Embora eu morasse com Matt, considerei a ideia de morar com ele, ele era tão sexy. Seria uma vida árdua, pensei comigo mesma: latrinas, sem água quente. Reinventar a roda mais uma vez. Aí eu acordei.

Tenho um amigo que adiou seu casamento até ter 43 anos, porque esperava conhecer a Natassja Kinski e se casar com ela. Ele morava em Berkeley, era programador, não fazia viagens. Na noite passada, eu sonhei morar com um homem das montanhas. Por mais que eu ame Matt, há uma parte de mim que não quer admitir que é isso aí, que não vou a lugar nenhum. Eu não posso fugir com Harry Hamlin e descobrir a felicidade.

Quando as pessoas vêm às oficinas, eles mantêm a opção de trazer dietas no bolso. Bem, certo, vamos tentar isso por uma semana, um mês, mas se não funcionar ou se ficarmos muito amedrontados, se engordarmos ou se nossos amigos zombarem de nós, há sempre uma dieta.

Durante os primeiros quatro dias de um retiro de meditação, penso em todas as maneiras pelas quais vou embora. Pegar o carro de alguém emprestado, pegar um ônibus, ligar para um amigo, alugar um helicóptero. Então percebo que a única coisa pior do que ficar é ir embora. Eu não posso fugir de mim mesma.

Nos meus livros anteriores, falei sobre tratarmos a nós mesmos com bondade, carinho e compaixão. Continuo a acreditar que essas três coisas são peças necessárias à libertação, mas há um ingrediente que eu não mencionei e é a cola que une as outras partes: o esforço e o compromisso. Não ir embora quando as coisas ficam difíceis.

Não sofreríamos de compulsão alimentar se soubéssemos ficar quando as coisas ficam difíceis, mas temos de praticar. Temos de fingir que sabemos viver. Se comprometer com uma maneira de comer ou com um relacionamento é a mesma coisa: o compromisso é uma forma de viver no mundo. O compromisso é ficar consigo mesmo, não com outra pessoa, não com um programa alimentar, e organizar a sua alimentação, seu trabalho, seus relacionamentos e sua vida espiritual de acordo com as suas prioridades. Fazer o que precisa ser feito para deixar a vida dentro de você se revelar e não se deixar seduzir por glamour, dinheiro, fama, magreza ou pela ilusão de que se pode viver uma vida sem dor.

Em uma contagem regressiva desde Matt pelos últimos 20 anos, estive com um homem que não sentia atração por mim, um homem de quem eu não gostava, um homem casado, uma mulher casada, um homem que morava em Londres, um homem que me amedrontava, um homem que morava em Buffalo, um homem por quem eu não era apaixonada, um homem que morreu.

Se não fosse frenético ou tumultuado, não era amor. Para amar, era necessário estar à espera. Para amar, era necessário sangrar.

Depois de quase três anos com ele, eu disse a Sara que eu não conseguia decidir se Matt era um dos seres humanos mais superficiais, mais reprimidos da face da Terra ou um dos mais pacientes e compassivos homens vivos.

Meu relacionamento com Matt é fácil. Por "fácil", quero dizer que eu não tenho de queimar as minhas unhas, cuidar da saúde mental dele ou da relação dele com a mãe, cozinhar algo além de abóboras e alcachofras, ser mais organizada do que ele, agir como Melanie em *...E o vento levou*, usar o sexo para convencê-lo a me amar ou fingir que eu sou ninguém menos do que o ser complexo, inconstante, com princípios e sem rodeios que sou.

Ele me ama quando carrego bolachas, biscoitos, frutas secas e *amazake* nas viagens de avião, além de uma mala de mão, malas de rodinha, sacolas de compras coloridas. Ele me ama quando eu acordo assustada no meio da noite e peço para que ele cante para mim. Ele me ama quando eu levo três dias para me decidir e mais três dias para mudar de ideia. Ele me ama quando insisto que façamos cachorros-quentes de tofu na churrasqueira do quintal, levo duas horas para acender o fogo e dois minutos para jogar o tofu enrugado em cima das cascas de limão para virar adubo.

Ele não bate em mim, não muda radicalmente de um dia para o outro, ou no momento ou dia seguinte, não espera que eu cuide dele, não me incentiva, direta ou indiretamente, a parar de me cuidar, precisa que eu me sinta bem quanto a ele ou à vida dele. Ele não entra em colapso quando eu ajo como uma criança de três anos e acredita que a única maneira de conseguir o que quero é se desistir.

Ele vê o que é brilhante em mim e o encoraja, vê os meus problemas e os aceita, vai atrás dos sonhos dele com paixão e independentemente da minha aprovação, acorda sorrindo, ri comigo e chora na minha frente, me confronta quando sou injusta, me lembra de quem eu sou quando me esqueço por que estou viva. Ele diz a verdade.

Ser amado e amar uma pessoa ensina o que é possível com outras pessoas, com tudo o que está vivo. Ser íntimo ou distante, dizer a verdade ou se esconder dela são decisões que você toma diariamente, inúmeras vezes, em muitas situações – no supermercado, no posto de gasolina, quando alguém o ultrapassa na estrada, quando você passa por uma pessoa pobre, quando você fica sabendo que árvores de 200 anos estão sendo destruídas e que seus netos podem nunca ver uma floresta virgem.

Faz diferença se ver como alguém capaz de realizar mudanças ou se ver como alguém cuja voz não conta. Faz diferença se você trata a si mesmo com reverência ou com negligência. Cada parte do trabalho que você faz em si mesmo é importante. Toda vez que você escolhe o amor faz diferença.

Quando a comida é o amor, o amor é rígido e brilha como vinil. O amor está fora de você, é outra coisa para adquirir e possuir. Quando o amor é o amor, não há nada entre você e o seu coração partido.

O amor move você. E isso é bom.

Este livro foi composto em Sabon
para Texto Editores Ltda.
em abril/2012